Guidance for Type 2 Inflammatory Biomarkers

タイプ2炎症バイオマーカーの手引き

編 集

タイプ2炎症バイオマーカーの手引き作成委員会
日本呼吸器学会肺生理専門委員会

南江堂

序 文

　気道・肺におけるタイプ2炎症とは，「抗原，ウイルス，大気汚染物質などの刺激により，主に2型ヘルパーT細胞や2型自然リンパ球が産生するIL-4，IL-5，IL-13などのタイプ2サイトカインが好酸球などの炎症細胞や気道構築細胞に作用し，気道・肺に惹起される炎症」のことです．現在，タイプ2炎症が脚光を浴びているのは治療と直結しているためです．

　日常診療で測定可能な血中好酸球，呼気NO濃度（FeNO），血清IgEなどの炎症バイオマーカーが，喘息やCOPDの診断や管理において不可欠な臨床指標であることを示すエビデンスが豊富に集積されてきており，国内外のガイドラインが臨床現場での活用を推奨しています．喘息やCOPDでは，臨床像が類似していても炎症表現型は多様であることが知られており，バイオマーカーで気道の炎症病態を正確に把握することにより，診断精度の向上，より安全で効果的な治療方針の決定，環境抗原の回避，増悪や呼吸機能低下などの将来リスクの予測と治療介入，が可能となることが実証されてきました．しかしながら，本邦の日常診療ではタイプ2炎症の評価が定着し，十分に実践されている状況にはいたっておりません．

　このような状況のなか，日本呼吸器学会肺生理専門委員会は，気道・肺疾患におけるタイプ2炎症評価の臨床指針をわかりやすくまとめた手引き書をはじめて刊行することになりました．喘息やCOPDに加え，びまん性肺疾患，アレルギー性気管支肺真菌症，好酸球性副鼻腔炎，アレルギー性鼻炎など広範な気道・肺疾患を対象にしました．また，血液および呼気を試料とする臨床的なバイオマーカーを網羅した，国際的にも類のない包括的な指針となります．

　本手引きの目的は，タイプ2炎症評価の意義や結果の解釈の根拠となる最新エビデンスを示すとともに，実臨床での具体的な状況において簡便に活用できる指針を提供することで炎症評価の普及につなげ，気道・肺疾患のさらなる管理効率の向上を目指していくことです．本書が，呼吸器疾患の診療に携わる多くの皆様に活用いただけることを願っております．

　最後に，本書の作成に多大なるご尽力をいただいた作成委員をはじめとする関係者の皆様ならびにコメントをいただきました学会員の先生方に深く感謝いたします．

2023年3月

一般社団法人　日本呼吸器学会
タイプ2炎症バイオマーカーの手引き作成委員会

●COI（利益相反）について

一般社団法人日本呼吸器学会は，COI（利益相反）委員会を設置し，内科系学会とともに策定したCOI（利益相反）に関する当学会の指針ならびに細則に基づき，COI状態を適正に管理している（COI（利益相反）については，学会ホームページに指針・書式等を掲載している）．

<利益相反開示項目> 該当する場合は具体的な企業名（団体名）を記載する．

A. 申告者の申告事項
1. 企業や営利を目的とした団体の役員，顧問職の有無と報酬額（1つの企業・団体からの報酬額が年間100万円以上）
2. 株の保有と，その株式から得られる利益（1つの企業の年間の利益が100万円以上，あるいは当該株式の5%以上を有する場合）
3. 企業や営利を目的とした団体から支払われた特許権使用料（1つの特許権使用料が年間100万円以上）
4. 企業や営利を目的とした団体から会議の出席（発表）に対し，研究者を拘束した時間・労力に対して支払われた日当（講演料など）（1つの企業・団体からの年間の講演料が合計50万円以上）
5. 企業や営利を目的とした団体がパンフレットなどの執筆に対して支払った原稿料（1つの企業・団体からの年間の原稿料が合計50万円以上）
6. 企業や営利を目的とした団体が提供する研究費（1つの企業・団体から医学系研究（治験，共同研究，受託研究など）に対して，申告者が実質的に使途を定めて取得した研究契約金の総額が年間100万円以上）
7. 企業や営利を目的とした団体が提供する奨学（奨励）寄付金（1つの企業・団体から，申告者個人または申告者が所属する講座・分野または研究室に対して，申告者が実質的に使途を決定し得る寄付金の総額が年間100万円以上）
8. 企業などが提供する寄付講座に申告者が所属している場合（申告者が実質的に使途を決定し得る寄付金の総額が年間100万円以上）
9. 研究とは直接無関係な旅行，贈答品などの提供（1つの企業・団体から受けた総額が年間5万円以上）

B. 申告者の配偶者，一親等内の親族，または収入・財産を共有する者の申告事項
1. 企業や営利を目的とした団体の役員，顧問職の有無と報酬額（1つの企業・団体からの報酬額が年間100万円以上）
2. 株の保有と，その株式から得られる利益（1つの企業の年間の利益が100万円以上，あるいは当該株式の5%以上を有する場合）
3. 企業や営利を目的とした団体から支払われた特許権使用料（1つの特許権使用料が年間100万円以上）

C. 申告者の所属する研究機関・部門の長にかかるinstitutional COI開示事項
1. 企業や営利を目的とした団体が提供する研究費（1つの企業・団体からの研究費が年間1000万円以上）
2. 企業や営利を目的とした団体が提供する寄附金（1つの企業・団体からの寄附金が年間200万円以上）
3. その他（株式保有，特許使用料，あるいは投資など）

〈利益相反事項の開示〉

氏名		A. 参加者自身の申告事項							
					B. 配偶者・一親等親族または収入・財産を共有する者についての申告事項			C. 所属する組織・部門の長に関する申告事項（参加者が組織・部門の長と共同研究の立場にある場合）		
		A-1 顧問	A-2 株	A-3 特許	A-4 講演料	A-5 原稿料	A-6 研究費	A-7 奨学寄附金	−
		A-8 寄附講座	A-9 その他	B-1 顧問	B-2 株	B-3 特許	C-1 研究費	C-2 奨学寄附金	C-3 その他
委員長	松永 和人	該当なし	該当なし	該当なし	MeijiSeikaファルマ会社，アストラゼネカ株式会社，杏林製薬株式会社，グラクソ・スミスクライン株式会社，サノフィ株式会社，中外製薬株式会社，日本ベーリンガーインゲルハイム株式会社，ノバルティスファーマ株式会社	該当なし	該当なし	該当なし	−
		該当なし	該当なし	該当なし	該当なし	該当なし	該当なし	該当なし	該当なし
編集委員	小荒井 晃	該当なし	該当なし	該当なし	該当なし	該当なし	該当なし	該当なし	−
		該当なし	該当なし	該当なし	該当なし	該当なし	該当なし	該当なし	該当なし
	古藤 洋	該当なし	該当なし	該当なし	グラクソ・スミスクライン株式会社，サノフィ株式会社	該当なし	該当なし	該当なし	−
		該当なし	該当なし	該当なし	該当なし	該当なし	該当なし	該当なし	該当なし

区分	氏名	A-1 顧問 / A-8 寄附講座	A-2 株 / A-9 その他	A-3 特許 / B-1 顧問	A-4 講演料 / B-2 株	A-5 原稿料 / B-3 特許	A-6 研究費 / C-1 研究費	A-7 奨学寄附金 / C-2 奨学寄附金	– / C-3 その他
編集委員	白井　敏博	該当なし	該当なし	該当なし	アストラゼネカ株式会社，グラクソ・スミスクライン株式会社，サノフィ株式会社，日本ベーリンガーインゲルハイム株式会社，ノバルティスファーマ株式会社	該当なし	該当なし	該当なし	－
		該当なし	該当なし	該当なし	該当なし	該当なし	該当なし	該当なし	該当なし
	村木　正人	該当なし	該当なし	該当なし	該当なし	該当なし	該当なし	該当なし	－
		該当なし	該当なし	該当なし	該当なし	該当なし	該当なし	該当なし	該当なし
	山口　正雄	該当なし	該当なし	該当なし	アストラゼネカ株式会社，杏林製薬株式会社	該当なし	該当なし	該当なし	－
		該当なし	該当なし	該当なし	該当なし	該当なし	該当なし	該当なし	該当なし
作成委員	朝子　幹也	該当なし	該当なし	該当なし	アストラゼネカ株式会社，グラクソ・スミスクライン株式会社，サノフィ株式会社，大鵬薬品工業株式会社，ノバルティスファーマ株式会社	該当なし	該当なし	該当なし	－
		該当なし	該当なし	該当なし	該当なし	該当なし	該当なし	該当なし	該当なし
	浅野　浩一郎	該当なし	該当なし	該当なし	アストラゼネカ株式会社，グラクソ・スミスクライン株式会社，日本ベーリンガーインゲルハイム株式会社，ノバルティスファーマ株式会社	該当なし	該当なし	サノフィ株式会社，大鵬薬品工業株式会社，日本ベーリンガーインゲルハイム株式会社，ノバルティスファーマ株式会社，フクダライフテック横浜株式会社	－
		該当なし	該当なし	該当なし	該当なし	該当なし	該当なし	該当なし	該当なし
	市川　朋宏	該当なし	該当なし	該当なし	該当なし	該当なし	該当なし	該当なし	－
		該当なし	該当なし	該当なし	該当なし	該当なし	該当なし	該当なし	該当なし
	植木　重治	該当なし	該当なし	該当なし	アストラゼネカ株式会社，グラクソ・スミスクライン株式会社，サノフィ株式会社	該当なし	アストラゼネカ株式会社，マルホ株式会社	該当なし	－
		該当なし	該当なし	該当なし	該当なし	該当なし	該当なし	該当なし	該当なし
	大石　景士	該当なし	該当なし	該当なし	日本ベーリンガーインゲルハイム株式会社	該当なし	該当なし	該当なし	－
		該当なし	該当なし	該当なし	該当なし	該当なし	該当なし	該当なし	該当なし
	金光　禎寛	該当なし	該当なし	該当なし	該当なし	該当なし	該当なし	該当なし	－
		該当なし	該当なし	該当なし	該当なし	該当なし	該当なし	該当なし	該当なし
	權　寧博	該当なし	該当なし	該当なし	アストラゼネカ株式会社，杏林製薬株式会社，グラクソ・スミスクライン株式会社，ノバルティスファーマ株式会社	該当なし	アストラゼネカ株式会社，グラクソ・スミスクライン株式会社，ノバルティスファーマ株式会社	該当なし	－
		該当なし	該当なし	該当なし	該当なし	該当なし	該当なし	該当なし	該当なし
	斎藤　純平	該当なし	該当なし	該当なし	アストラゼネカ株式会社，グラクソ・スミスクライン株式会社	該当なし	シオノギファーマ株式会社，バイエル薬品株式会社	ノバルティスファーマ株式会社	－
		該当なし	該当なし	該当なし	該当なし	該当なし	該当なし	該当なし	該当なし
	杉浦　久敏	該当なし	該当なし	該当なし	アストラゼネカ株式会社，日本ベーリンガーインゲルハイム株式会社，ノバルティスファーマ株式会社	該当なし	該当なし	日本ベーリンガーインゲルハイム株式会社	－
		該当なし	該当なし	該当なし	該当なし	該当なし	該当なし	該当なし	該当なし
	鈴川　真穂	該当なし	該当なし	該当なし	アストラゼネカ株式会社	該当なし	アストラゼネカ株式会社，グラクソ・スミスクライン株式会社	該当なし	－
		該当なし	該当なし	該当なし	該当なし	該当なし	該当なし	該当なし	該当なし

A．参加者自身の申告事項
B．配偶者・一親等親族または収入・財産を共有する者についての申告事項
C．所属する組織・部門の長に関する申告事項（参加者が組織・部門の長と共同研究の立場にある場合）

	A. 参加者自身の申告事項							
						B. 配偶者・一親等親族または収入・財産を共有する者についての申告事項	C. 所属する組織・部門の長に関する申告事項（参加者が組織・部門の長と共同研究の立場にある場合）	
氏名	A-1 顧問	A-2 株	A-3 特許	A-4 講演料	A-5 原稿料	A-6 研究費	A-7 奨学寄附金	–
	A-8 寄附講座	A-9 その他	B-1 顧問	B-2 株	B-3 特許	C-1 研究費	C-2 奨学寄附金	C-3 その他

作成委員

氏名	A-1/A-8	A-2/A-9	A-3/B-1	A-4/B-2	A-5/B-3	A-6/C-1	A-7/C-2	–/C-3
田中 明彦	該当なし	該当なし	該当なし	アストラゼネカ株式会社，サノフィ株式会社，ノバルティスファーマ株式会社	該当なし	該当なし	該当なし	–
	該当なし	該当なし	該当なし	該当なし	該当なし	該当なし	該当なし	該当なし
長瀬 洋之	該当なし	該当なし	該当なし	アストラゼネカ株式会社，杏林製薬株式会社，グラクソ・スミスクライン株式会社，日本ベーリンガーインゲルハイム株式会社，ノバルティスファーマ株式会社	該当なし	該当なし	該当なし	–
	該当なし	該当なし	該当なし	該当なし	該当なし	該当なし	該当なし	該当なし
永田 真	該当なし	該当なし	該当なし	アストラゼネカ株式会社，杏林製薬株式会社，グラクソ・スミスクライン株式会社，サノフィ株式会社，鳥居薬品株式会社，ノバルティスファーマ株式会社	該当なし	該当なし	該当なし	–
	該当なし	該当なし	該当なし	該当なし	該当なし	該当なし	該当なし	該当なし
平野 綱彦	該当なし	該当なし	該当なし	アストラゼネカ株式会社	該当なし	該当なし	該当なし	–
	該当なし	該当なし	該当なし	該当なし	該当なし	該当なし	該当なし	該当なし
福永 興壱	該当なし	該当なし	該当なし	アストラゼネカ株式会社，グラクソ・スミスクライン株式会社，サノフィ株式会社，日本ベーリンガーインゲルハイム株式会社，ノバルティスファーマ株式会社	該当なし	花王株式会社，帝人ファーマ株式会社，日本ベーリンガーインゲルハイム株式会社	サノフィ株式会社，大鵬薬品工業株式会社，日本ベーリンガーインゲルハイム株式会社	–
	該当なし	該当なし	該当なし	該当なし	該当なし	該当なし	該当なし	該当なし
福山 聡	該当なし	該当なし	該当なし	該当なし	該当なし	該当なし	該当なし	–
	該当なし	該当なし	該当なし	該当なし	該当なし	該当なし	該当なし	該当なし
松本 久子	該当なし	該当なし	該当なし	アストラゼネカ株式会社，杏林製薬株式会社，グラクソ・スミスクライン株式会社，サノフィ株式会社，ノバルティスファーマ株式会社	該当なし	ノバルティスファーマ株式会社	該当なし	–
	該当なし	該当なし	該当なし	該当なし	該当なし	該当なし	該当なし	該当なし
若原 恵子	該当なし	該当なし	該当なし	該当なし	該当なし	該当なし	該当なし	該当なし
	該当なし	該当なし	該当なし	該当なし	該当なし	該当なし	該当なし	該当なし

査読委員

氏名	A-1/A-8	A-2/A-9	A-3/B-1	A-4/B-2	A-5/B-3	A-6/C-1	A-7/C-2	–/C-3
桑平 一郎	該当なし	該当なし	該当なし	MeijiSeika ファルマ会社，アストラゼネカ株式会社，グラクソ・スミスクライン株式会社，日本ベーリンガーインゲルハイム株式会社	該当なし	該当なし	該当なし	–
	該当なし	該当なし	該当なし	該当なし	該当なし	該当なし	該当なし	該当なし
花岡 正幸	該当なし	該当なし	該当なし	アストラゼネカ株式会社，日本ベーリンガーインゲルハイム株式会社	該当なし	該当なし	バイエル薬品株式会社	–
	該当なし	該当なし	該当なし	該当なし	該当なし	該当なし	該当なし	該当なし
福家 聡	該当なし	該当なし	該当なし	アストラゼネカ株式会社，日本ベーリンガーインゲルハイム株式会社，ノバルティスファーマ株式会社，ファイザー株式会社	該当なし	該当なし	該当なし	–
	該当なし	該当なし	該当なし	該当なし	該当なし	該当なし	該当なし	該当なし

目　次

第3章　タイプ2炎症評価の意義と結果の解釈 …………………………………………………………39

巻頭 手引きサマリー

（1）喘息の診断におけるバイオマーカーの解釈

喘息診断における呼気 NO 濃度（FeNO）の解釈（未治療の成人患者）

呼気 NO 濃度（FeNO）	< 22 ppb	22〜35 ppb	≧ 35 ppb
補助診断	• タイプ 2 気道炎症の可能性は低い • ICS の有効性は乏しい • 喘息である可能性は高くない	• タイプ 2 気道炎症の可能性が高い • ICS の効果が期待できる • ICS 未使用で，喘息を疑う症状があれば喘息の可能性が高い	• タイプ 2 気道炎症が存在 • ICS の効果が期待できる • ICS 未使用で，喘息を疑う症状があれば喘息診断の目安となる
留意点	• 喘息以外の疾患を考慮 • 非タイプ 2 喘息は否定できない • 現喫煙の影響で約 30％低下する	• 最終的な喘息の診断は，治療による反応性，治療効果の再現性などの臨床経過や症状・呼吸機能の変動を含め総合的に判断する • アトピーや鼻・副鼻腔炎合併の影響で約 20％上昇する	

喘息診断における血中好酸球数の解釈（未治療の成人患者）

血中好酸球数	< 220/μL	≧ 220/μL
補助診断	• タイプ 2 気道炎症の可能性は低い • ICS の有効性は乏しい • 喘息である可能性は高くない	• 喘息を疑う症状があり，血中好酸球数 ≧ 220/μL または過去 1 年以内に血中好酸球数 ≧ 300/μL であればタイプ 2 気道炎症が存在する可能性が高く，喘息診断を支持する
留意点	• 喘息以外の疾患を考慮 • 非タイプ 2 喘息は否定できない • 女性と中高齢者では低値傾向	• 最終的な喘息診断は，治療による反応性，治療効果の再現性などの臨床経過や症状・呼吸機能の変動を含め総合的に判断する • 膠原病・悪性腫瘍など好酸球増多をきたしうる疾患や薬剤の影響を考慮

FeNO：fractional exhaled nitric oxide（呼気一酸化窒素濃度），ICS：inhaled corticosteroids（吸入ステロイド薬）

（2）喘息の管理におけるバイオマーカーの解釈

喘息管理における呼気 NO 濃度（FeNO）の解釈（治療中の成人患者）

呼気 NO 濃度 (FeNO)	＜ 20 ppb	20〜35 ppb	≧ 35 ppb
喘息症状なし	・タイプ 2 気道炎症は制御されている ・抗炎症薬の減量を考慮しうる ・アドヒアランス・吸入手技は良好	・抗炎症治療は適切と考えられる ・アドヒアランス・吸入手技は良好	・アドヒアランス・吸入手技不良 ・抗炎症薬の減量で症状悪化 ・増悪・呼吸機能低下のリスク（特に，血中好酸球数も高値である場合）
喘息症状あり	・他疾患の鑑別や合併を考慮 ・ICS 増量の効果は乏しい ・現在のタイプ 2 気道炎症は低レベルと捉えて他の追加治療を検討する（気管支拡張薬，体重減量，マクロライドなど）	・持続的な吸入抗原の曝露 ・アドヒアランス・吸入手技不良 ・現在もタイプ 2 気道炎症が残存している可能性が高い ・ICS 増量の効果が期待できる ・生物学的製剤の使用を考慮	・持続的な吸入抗原の曝露 ・アドヒアランス・吸入手技不良 ・増悪・呼吸機能低下のリスク（特に，血中好酸球数も高値である場合） ・抗炎症治療の強化を考慮 ・ICS 増量の効果が期待できる ・生物学的製剤の使用を考慮

喘息管理における血中好酸球数の解釈（治療中の成人患者）

血中好酸球数	＜ 150/μL	150〜300/μL	≧ 300/μL
喘息症状なし	・抗炎症治療は適切と考えられる ・抗炎症薬の減量を考慮しうる	・抗炎症治療は適切と考えられる	・抗炎症薬の減量で症状悪化 ・増悪・呼吸機能低下のリスク（特に，FeNO も高値である場合）
喘息症状あり	・他疾患の鑑別や合併を考慮 ・ICS 増量の効果は乏しい ・現在のタイプ 2 気道炎症は低レベルと捉えて他の追加治療を検討する（気管支拡張薬，体重減量，マクロライドなど）	・持続的な吸入抗原の曝露 ・現在もタイプ 2 気道炎症が残存している可能性が高い ・ICS 増量の効果が期待できる ・生物学的製剤の使用を考慮）	・持続的な吸入抗原の曝露 ・増悪・呼吸機能低下のリスク（特に，FeNO も高値である場合） ・抗炎症治療の強化を考慮 ・ICS 増量の効果が期待できる ・生物学的製剤の使用を考慮

FeNO：fractional exhaled nitric oxide（呼気一酸化窒素濃度），ICS：inhaled corticosteroids（吸入ステロイド薬）

(3) COPD における吸入ステロイド薬使用の目安

血中好酸球数	< 100/μL	100〜300/μL	≧ 300/μL
呼気 NO 濃度（FeNO）	< 20 ppb	20〜35 ppb	≧ 35 ppb
喘息合併を疑う病歴 ・変動性あるいは発作性の呼吸器症状 ・40 歳以前の喘息既往	△	○	○
COPD 増悪歴 ・頻回に呼吸器症状の悪化に対する治療を強化（気管支拡張薬，抗菌薬，全身性ステロイド薬，喀痰調整薬など）	×	△	○
感染症の懸念* ・反復する呼吸器感染症 ・肺結核や肺非結核性抗酸菌症の合併	×	×	△

○：吸入ステロイド薬の使用を推奨する
△：吸入ステロイド薬の使用を考慮しうる
×：吸入ステロイド薬の使用は避ける
*：喘息を疑う病歴や COPD 増悪歴を根拠に吸入ステロイド薬を使用する場合でも，感染症の懸念については慎重に経過観察する.
呼吸器感染症を繰り返す場合には吸入ステロイド薬の中止，減量あるいは変更を考慮する.

略語一覧

ABPA/M	allergic bronchopulmonary aspergillosis/mycosis	アレルギー性気管支肺アスペルギルス症 / 真菌症
ACO	asthma and COPD overlap	
ADCC	antibody-dependent cellular (mediated) cytotoxicity	
BAL	bronchoalveolar lavage	気管支肺胞洗浄
BALF	bronchoalveolar lavage fluid	気管支肺胞洗浄液
BAT	basophil activation test	好塩基球活性化試験
BOS	bronchiolitis obliterans syndrome	閉塞性細気管支炎症候群
CaNO	alveolar concentration of NO	呼気中 NO 肺胞成分
CCR3	C-C chemokine receptor type 3	
COPD	chronic obstructive pulmonary disease	慢性閉塞性肺疾患
COX	cyclooxygenase	シクロオキシゲナーゼ
CRSsNP	chronic rhinosinusitis without nasal polyp	鼻ポリープを伴わない慢性副鼻腔炎
CRSwNP	chronic rhinosinusitis with nasal polyp	鼻ポリープを伴う慢性副鼻腔炎
CSF	colony-stimulating factor	コロニー刺激因子
CV	coefficient of variation	変動係数
cysLT	cysteinyl leukotriene	システィニルロイコトリエン
DLco	diffusing capacity of lung for carbon monoxide	肺拡散能
DPP-4	dipeptidyl peptidase-4	
EBC	exhaled breath condensate	呼気濃縮液
ECP	eosinophilic cationic protein	
ECRS	eosinophilic chronic rhinosinusitis	好酸球性慢性副鼻腔炎
EGPA	eosinophilic granulomatosis with polyangiitis	好酸球性多発血管炎性肉芽腫症
eNOS	endothelial nitric oxide synthase	血管内皮型 NO 合成酵素
FeNO	fractional exhaled nitric oxide	呼気一酸化窒素 (NO) 濃度
FVC	forced vital capacity	努力肺活量
GINA	Global Initiative for Asthma	
GIP	gastric inhibitory polypeptide	
GLP-1	glucagon-like peptide-1	
GM-CSF	granulocyte macrophage colony-stimulating factor	顆粒球マクロファージコロニー刺激因子
GVHD	graft versus host diseases	移植片対宿主病
HRT	histamine release test	好塩基球ヒスタミン遊離試験
ICAM	intercellular adhesion molecule	細胞間接着分子
ICS	inhaled corticosteroids	吸入ステロイド薬
IFN	interferon	インターフェロン
IgE	immunoglobulin E	免疫グロブリン E
IL	interleukin	インターロイキン
ILC	innate lymphoid cell	自然リンパ球
ILC2	innate lymphoid cell 2	2 型自然リンパ球
iNOS	inducible nitric oxide synthase	誘導型 NO 合成酵素
IPF	idiopathic pulmonary fibrosis	特発性肺線維症
LAA	low attenuation area	
LABA	long-acting β_2 agonists	長時間作用性吸入 β_2 刺激薬
LAMA	long-acting muscarinic antagonist	長時間作用性吸入抗コリン薬
LT	leukotriene	ロイコトリエン
LTRA	leukotriene receptor antagonist	ロイコトリエン受容体拮抗薬
MBP	major basic protein	
MMP	matrix metalloproteinase	
N-ERD	non-steroidal anti-inflammatory drugs-exacerbated respiratory disease	NSAIDs 過敏喘息
NO	nitric oxide	一酸化窒素
NOS	nitric oxide synthase	一酸化窒素合成酵素
PAF	platelet-activating factor	血小板活性化因子
PG	prostaglandin	プロスタグランジン
RANTES	regulated on activation, normal T cell expressed and secreted	
RAST	radio-allergosorbent test	
SSc	systemic sclerosis	全身性強皮症
SSc-ILD	systemic sclerosis with interstitial lung disease	全身性強皮症に伴う間質性肺疾患
STAT	signal transducer and activator of transcription	
TARC	thymus and activation-regulated chemokine	
TGF	transforming growth factor	形質転換増殖因子
Th2	type 2 helper T cells	2 型ヘルパー T 細胞
TNF	tumor necrosis factor	腫瘍壊死因子
TSLP	thymic stromal lymphopoietin	
TXA$_2$	thromboxane A$_2$	トロンボキサン A$_2$
VCAM	vascular cell adhesion molecule	血管細胞接着分子

第 1 章
気道・肺疾患におけるタイプ 2 炎症評価の臨床指針

1. タイプ2炎症の定義

　気道・肺におけるタイプ2炎症は，「抗原，ウイルス，大気汚染物質などの刺激により，主に2型ヘルパーT細胞（Th2）や2型自然リンパ球（ILC2）が産生するIL-4，IL-5，IL-13などのタイプ2サイトカインが種々の炎症細胞や気道構築細胞に作用することで気道や肺に惹起される炎症」である（図1）[1]．

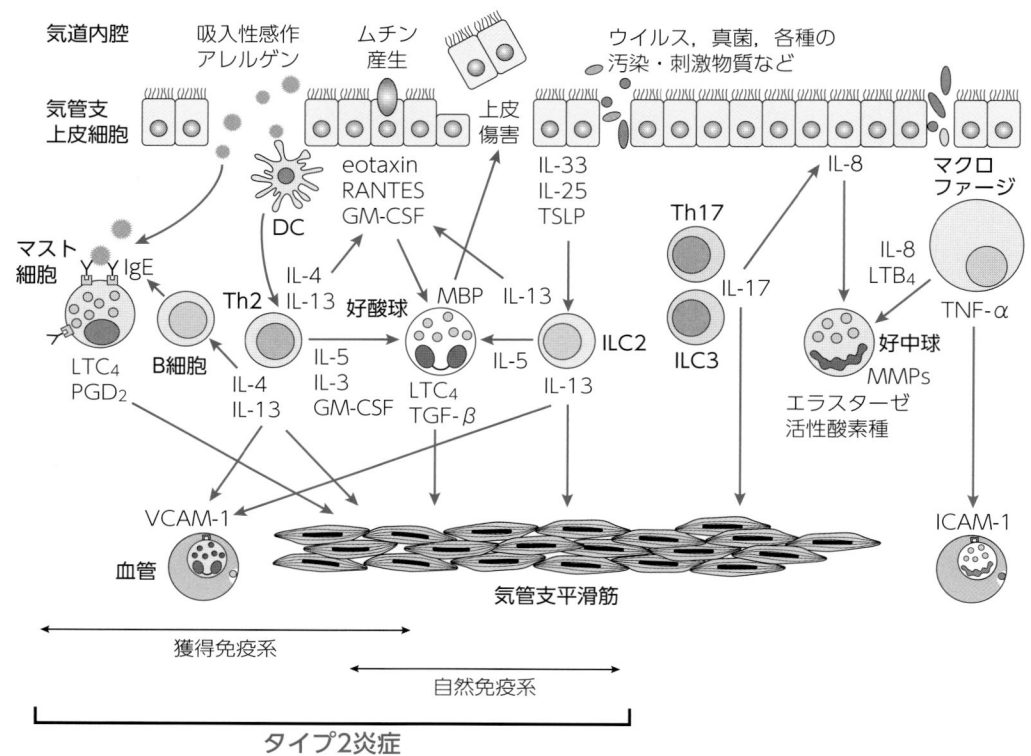

図1　喘息におけるタイプ2気道炎症のメカニズム

DC：dendritic cell（樹状細胞），TSLP：thymic stromal lymphopoietin（胸腺間質性リンパ球新生因子，IL：interleukin，RANTES：regulated on activation, normal T cell expressed and secreted，GM-CSF：granulocyte macrophage colony-stimulating factor（顆粒球マクロファージコロニー刺激因子），LT：leukotriene，PG：prostaglandin，TGF：transforming growth factor（形質転換増殖因子），MBP：major basic protein，ILC：innate lymphoid cell（自然リンパ球），TNF：tumor necrosis factor（腫瘍壊死因子），ICAM：intercellular adhesion molecule（細胞間接着分子），VCAM：vascular cell adhesion molecule（血管細胞接着分子），MMP：matrix metalloproteinase
（一般社団法人日本アレルギー学会喘息ガイドライン専門部会（監修）．喘息予防・管理ガイドライン2021，協和企画，p.52［図4-2］，2021.[1]より許諾を得て転載・一部改変）

2. タイプ2炎症バイオマーカーの特徴

○タイプ2炎症をきたす疾患の病態評価，診断，治療の指標となる生体試料である．

○血中好酸球，喀痰中好酸球，呼気一酸化窒素（NO）濃度（fractional exhaled nitric oxide：FeNO），総IgE，特異的IgEが気道・肺における代表的な臨床バイオマーカーである．

○主に，獲得免疫系のTh2細胞や自然免疫系のILC2などに由来するIL-4，IL-5，IL-13が各々のサイトカ

インと関連するタイプ 2 炎症バイオマーカーの上昇に関与する.

○ タイプ 2 炎症バイオマーカーを用いることで，病態や炎症表現型を正確に把握でき，診断精度の向上，より安全で効果的な治療選択，増悪や呼吸機能の経年低下などの将来のリスクを低減すること，が可能となる.

○ タイプ 2 炎症の有無を判別するカットオフ値と高低を判別するカットオフ値の 2 つの閾値を用いて，正常域，中間域，高値域の基準範囲に分類して解釈する．正常域か否かは疾患の有無，高値域か否かはリスクの判定などの目安となる（図 2）[2].

○ 好酸球，FeNO
・主に，血中および喀痰中好酸球は IL-5 に関連するタイプ 2 炎症の状態を反映しており，FeNO は IL-4/IL-13 に関連するタイプ 2 炎症の状態を反映している（図 3）.
・血中好酸球数と FeNO はいずれもタイプ 2 気道炎症の捕捉に有用であり，未治療患者における喘息の補助診断や吸入ステロイド薬の反応性の予測に使用できる.
・治療中の患者に測定することで，現在のタイプ 2 炎症の発現レベルの高低を判別することが可能で，治療選択や増悪・呼吸機能低下のリスク評価に使用できる.

○ IgE
・アレルゲン感作の評価は，喘息の補助診断，吸入抗原の回避，重症・難治化の原因検索，アレルゲン免疫療法や生物学的製剤の適応評価，などに有用である.

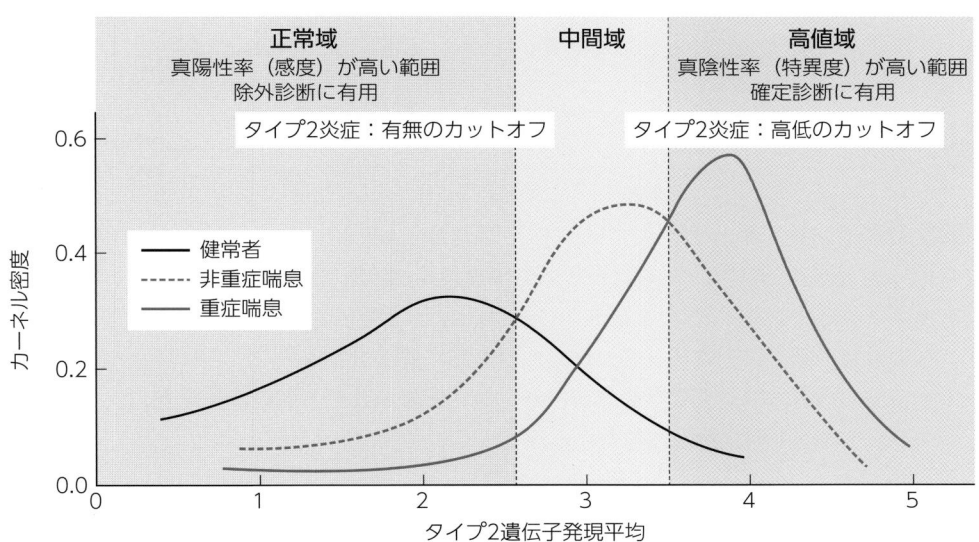

図 2　タイプ 2 炎症バイオマーカーを基準範囲で解釈する意義
　　タイプ 2 炎症は正常域，中間域，高値域の基準範囲に分類して解釈する．正常域か否かは疾患の有無，高値域か否かはリスクの判定などの目安となる．カーネル密度は確率変数の確率密度関数を推定する方法で，本図では健常者，非重症喘息患者，重症喘息患者におけるタイプ 2 炎症関連遺伝子発現レベルの推定分布を表す.
　　(Peters MC, et al. J Allergy Clin Immunol 2019; 143: 104-113. [2] を参考に作成)

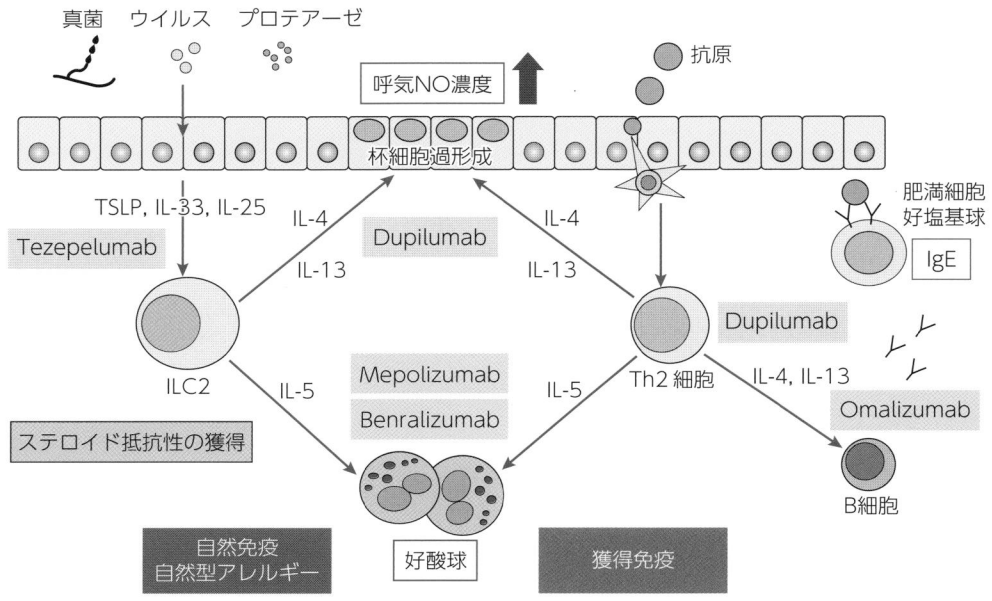

図3　バイオマーカーの分子メカニズムと生物学的製剤の治療標的
　　主に，血中および喀痰中の好酸球は IL-5 に関連するタイプ 2 炎症の状態を反映しており，呼気 NO 濃度は IL-4/IL-13 に関連するタイプ 2 炎症の状態を反映している．Omalizumab：オマリズマブ（抗 IgE 抗体），Mepolizumab：メポリズマブ（抗 IL-5 抗体），Benralizumab：ベンラリズマブ（抗 IL-5 受容体抗体），Dupilumab：デュピルマブ（抗 IL-4 受容体抗体），Tezepelumab：テゼペルマブ（抗 TSLP 抗体）

3. 軽症・中等症喘息

A. 診断のポイント（表1, 表2）
- ○FeNO，血中好酸球数，IgE はいずれも喘息の補助診断に有用である．
- ○血中好酸球数≧220/μL および FeNO≧22 ppb は喀痰中の好酸球増多を推定する際に有用であり，喘息の補助診断や吸入ステロイド薬の反応性の予測に使用できる[3]．
- ○未治療の患者で喘息を疑う症状があり，血中好酸球数や FeNO が基準値以上であれば喘息の診断を支持する．FeNO の測定値が高値となるほど，その確度は高くなる．

B. 管理のポイント（表1, 表2）
- ○治療中のタイプ 2 炎症は血中好酸球数<150/μL および FeNO<20 ppb では低レベル，血中好酸球数≧300/μL および FeNO≧35 ppb では高レベルと判定する[4~6]．
- ○現在の治療で症状がなく炎症バイオマーカーが低レベルであれば抗炎症治療は適切と考えられ，抗炎症薬の減量も考慮しうる．逆に症状がなくても炎症が高レベルであれば抗炎症薬の減量で喘息コントロールが悪化する可能性がある．さらに，服薬アドヒアランス・吸入手技の不良や持続的な吸入抗原への曝露の可能性についても考慮する[7]．
- ○喘息症状があっても炎症バイオマーカーが低値であれば吸入ステロイド薬増量の効果は乏しいと推定される．タイプ 2 炎症は低レベルと捉えて他の追加治療を検討する（気管支拡張薬，体重の減量，マクロライドなど）[1]．逆に現在の治療にもかかわらず症状が持続しており血中好酸球と FeNO がいずれも高値である場合には，将来の増悪や呼吸機能低下のリスクが高いため抗炎症治療の強化を考慮する[4,5]．

表1 喘息の診断と管理における呼気 NO 濃度 (FeNO) の解釈

喘息診断における呼気 NO 濃度 (FeNO) の解釈 (未治療の成人患者)

呼気 NO 濃度 (FeNO)	< 22 ppb	22〜35 ppb	≧ 35 ppb
補助診断	・タイプ2気道炎症の可能性は低い ・ICS の有効性は乏しい ・喘息である可能性は高くない	・タイプ2気道炎症の可能性が高い ・ICS の効果が期待できる ・ICS 未使用で，喘息を疑う症状があれば喘息の可能性が高い	・タイプ2気道炎症が存在 ・ICS の効果が期待できる ・ICS 未使用で，喘息を疑う症状があれば喘息診断の目安となる
留意点	・喘息以外の疾患を考慮 ・非タイプ2喘息は否定できない ・現喫煙の影響で約 30% 低下する	・最終的な喘息の診断は，治療による反応性，治療効果の再現性などの臨床経過や症状・呼吸機能の変動を含め総合的に判断する ・アトピーや鼻・副鼻腔炎合併の影響で約 20% 上昇する	

喘息管理における呼気 NO 濃度 (FeNO) の解釈 (治療中の成人患者)

呼気 NO 濃度 (FeNO)	< 20 ppb	20〜35 ppb	≧ 35 ppb
喘息症状なし	・タイプ2気道炎症は制御されている ・抗炎症薬の減量を考慮しうる ・アドヒアランス・吸入手技は良好	・抗炎症治療は適切と考えられる ・アドヒアランス・吸入手技は良好	・アドヒアランス・吸入手技不良 ・抗炎症薬の減量で症状悪化 ・増悪・呼吸機能低下のリスク (特に，血中好酸球数も高値である場合)
喘息症状あり	・他疾患の鑑別や合併を考慮 ・ICS 増量の効果は乏しい ・現在のタイプ2気道炎症は低レベルと捉えて他の追加治療を検討する (気管支拡張薬，体重減量，マクロライドなど)	・持続的な吸入抗原の曝露 ・アドヒアランス・吸入手技不良 ・現在もタイプ2気道炎症が残存している可能性が高い ・ICS 増量の効果が期待できる ・生物学的製剤の使用を考慮	・持続的な吸入抗原の曝露 ・アドヒアランス・吸入手技不良 ・増悪・呼吸機能低下のリスク (特に，血中好酸球数も高値である場合) ・抗炎症治療の強化を考慮 ・ICS 増量の効果が期待できる ・生物学的製剤の使用を考慮

FeNO：fractional exhaled nitric oxide (呼気一酸化窒素濃度)，ICS：inhaled corticosteroids (吸入ステロイド薬)

C. 留意点

○最終的な喘息の診断は治療による反応性や臨床経過などを含めて総合的に判断する．

○膠原病・悪性腫瘍など血中好酸球増多をきたしうる疾患や薬剤の影響を考慮する．

○FeNO は吸入ステロイド薬で低下するため治療効果のモニタリングやアドヒアランス・吸入手技の評価に有用である．ただし，併存する鼻炎や喫煙による影響を考慮する．

表 2　喘息の診断と管理における血中好酸球数の解釈

喘息診断における血中好酸球数の解釈（未治療の成人患者）

血中好酸球数	< 220/μL	≧ 220/μL
補助診断	・タイプ 2 気道炎症の可能性は低い ・ICS の有効性は乏しい ・喘息である可能性は高くない	・喘息を疑う症状があり，血中好酸球数 ≧ 220/μL または過去 1 年以内に血中好酸球数 ≧ 300/μL であればタイプ 2 気道炎症が存在する可能性が高く，喘息診断を支持する
留意点	・喘息以外の疾患を考慮 ・非タイプ 2 喘息は否定できない ・女性と中高齢者では低値傾向	・最終的な喘息診断は，治療による反応性，治療効果の再現性などの臨床経過や症状・呼吸機能の変動を含め総合的に判断する ・膠原病・悪性腫瘍など好酸球増多をきたしうる疾患や薬剤の影響を考慮

喘息管理における血中好酸球数の解釈（治療中の成人患者）

血中好酸球数	< 150/μL	150～300/μL	≧ 300/μL
喘息症状なし	・抗炎症治療は適切と考えられる ・抗炎症薬の減量を考慮しうる	・抗炎症治療は適切と考えられる	・抗炎症薬の減量で症状悪化 ・増悪・呼吸機能低下のリスク（特に，FeNO も高値である場合）
喘息症状あり	・他疾患の鑑別や合併を考慮 ・ICS 増量の効果は乏しい ・現在のタイプ 2 気道炎症は低レベルと捉えて他の追加治療を検討する（気管支拡張薬，体重減量，マクロライドなど）	・持続的な吸入抗原の曝露 ・現在もタイプ 2 気道炎症が残存している可能性が高い ・ICS 増量の効果が期待できる ・生物学的製剤の使用を考慮）	・持続的な吸入抗原の曝露 ・増悪・呼吸機能低下のリスク（特に，FeNO も高値である場合） ・抗炎症治療の強化を考慮 ・ICS 増量の効果が期待できる ・生物学的製剤の使用を考慮

ICS：inhaled corticosteroids（吸入ステロイド薬），FeNO：呼気 NO 濃度

4. 重症喘息

A. 診断のポイント （表 1，表 2）

○重症喘息とは，そのコントロールを維持するために高用量の吸入ステロイド薬および長時間作用性吸入 β_2 刺激薬に加え他の長期管理薬の併用を要するか，これらの治療でもコントロール不良な喘息である[1]．

○重症喘息では血中好酸球数≧150/μL および FeNO≧20 ppb がタイプ 2 炎症の目安とされている[4]．本邦では 70～90%の重症喘息患者はタイプ 2 炎症を有しており，タイプ 2 炎症の程度が強いほど増悪頻度が高く，呼吸機能の経年低下速度が大きい．

○タイプ 2 炎症バイオマーカーは IL-4，IL-5，IL-13 や IgE を標的にした生物学的製剤の効果が期待される症例の選択や治療方針の決定に不可欠な検査である（図 3）．

B. 管理のポイント

○生物学的製剤は重症喘息に対する重要な治療選択肢である．経口ステロイド薬投与下でも FeNO や血中好酸球が高値である場合はステロイド抵抗性の存在を示唆する[2]．

○経口ステロイド薬は短期間の間欠的投与を原則とし，間欠的投与でもコントロールが得られない場合は生物学的製剤の使用を考慮する[1]．

○生物学的製剤はバイオマーカーに加えて，併存症に対する適応を含む各薬剤の特徴，患者の社会経済的背景などから総合的に判断して選択する（表3）[1].
○血中好酸球数やFeNOは濃度依存的に生物学的製剤の効果と関連しているため，主にこの2つの指標を参照し生物学的製剤を選択することが妥当と考えられる（図4）.

C. 留意点

○重症喘息では定期的なモニタリングを行い，治療の継続，変更，中止や経口ステロイド薬などの減量について検討することが重要である.
○経口ステロイド薬の減量に伴い好酸球性肺炎や好酸球性多発血管炎性肉芽腫症の発症報告があるため，肺・神経症状の悪化や血中好酸球数の推移を注意深く観察する.
○タイプ2炎症が低レベルでも生物学的製剤の一部は選択が可能である（図4）.

表3　生物学的製剤の効果予測因子としてのタイプ2炎症バイオマーカーの有用性

	オマリズマブ	メポリズマブ	ベンラリズマブ	デュピルマブ	テゼペルマブ
作用機序	抗IgE抗体	抗IL-5抗体	抗IL-5Rα抗体	抗IL-4Rα抗体	抗TSLP抗体
血中好酸球数	△	○	○	○	○
FeNO	△	×～△	×～△	○	○
血清総IgE	×	×	×	△	×
適応を有する併存症	・特発性の慢性蕁麻疹 ・季節性アレルギー性鼻炎	・好酸球性多発血管炎性肉芽腫症	なし	・アトピー性皮膚炎 ・鼻茸を伴う慢性副鼻腔炎	なし

○：効果予測における有用性が示されている
△：効果予測における有用性について結果が一貫しないか，効果に対する濃度依存性が乏しい
×：効果予測における有用性が十分に示されていない

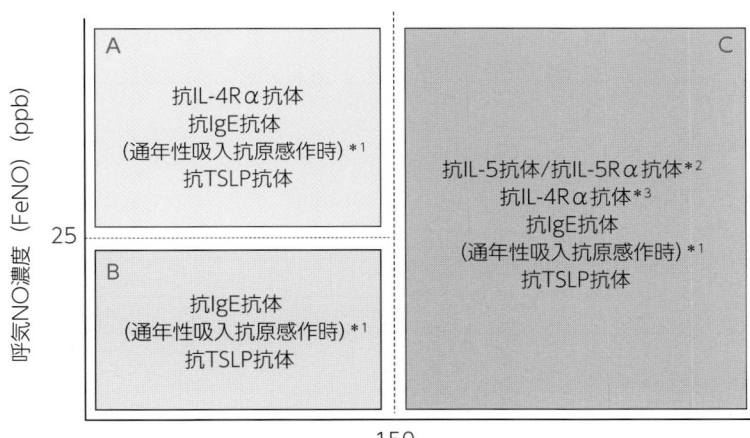

図4　血中好酸球数とFeNOで分類した生物学的製剤の適応
[*1]：血清総IgEが低値の場合は，安価に投与できる．重症季節性アレルギー性鼻炎，慢性蕁麻疹に適応を有する.
[*2]：相対的に血中好酸球数高値の場合は，優先的に使用を考慮する．抗IL-5抗体はEGPAに適応を有する.
[*3]：相対的にFeNOが高値の場合や，鼻茸を伴う慢性副鼻腔炎を有する場合は，優先的に使用を考慮する．アトピー性皮膚炎にも適応を有する．血中好酸球数1,500/μL以上では，安全性や効果は十分検討されていない.
[*4]：血中好酸球数1,500/μL以上の場合，血液疾患，寄生虫感染症，その他の好酸球増加症を除外する.
（日本アレルギー学会．アレルギー総合診療のための分子標的治療の手引き，2022を参考に作成）

5. COPD

A. 診断・管理のポイント

○COPD の表現型には多様性があり，タイプ 2 炎症バイオマーカーが陽性を示す患者もまれではない．タイプ 2 炎症バイオマーカーに加えて，症状の変動性や 40 歳以前の喘息の既往などの臨床的特徴があれば喘息と COPD のオーバーラップ（ACO）と診断され，吸入ステロイド薬を中心とする喘息の治療が必要である（表 4）[8].

○ACO の診断にいたらなくても，FeNO 高値や喀痰中・血中の好酸球増多があれば喘息様の病態合併を想定して吸入ステロイド薬投与を考慮する根拠になりうる．

○COPD では吸入ステロイド薬の使用による肺炎リスクの上昇が懸念されている．タイプ 2 炎症バイオマーカーと病歴（喘息，増悪，感染症）を組み合わせた複合評価が吸入ステロイド薬使用の目安になりうることが提唱されている（表 5）[9~12].

表 4　Asthma and COPD オーバーラップ（ACO）の診断基準

40 歳以上で，気管支拡張薬吸入後の一秒率＜70％であり，COPD の特徴と喘息の特徴を有する

基本的事項	
40 歳以上，慢性気流閉塞：気管支拡張薬吸入後 1 秒率（FEV$_1$/FVC）が 70％未満	
【COPD の特徴】 1，2，3 の 1 項目	**【喘息の特徴】** 1，2，3 の 2 項目あるいは 1，2，3 の 1 項目と 4 の 2 項目以上
1. 喫煙歴（10 pack-years 以上）あるいは同程度の大気汚染曝露 2. 胸部 CT における気腫性変化を示す低吸収域の存在 3. 肺拡散能障害（％ DLco ＜80％あるいは％ DLco/VA ＜80％）	1. 変動性（日内，日々，季節）あるいは発作性の呼吸器症状（咳，痰，呼吸困難） 2. 40 歳以前の喘息の既往 3. 呼気 NO 濃度＞35 ppb 4- 1）通年性アレルギー性鼻炎の合併 　-2）気道可逆性（FEV$_1$＞12％かつ＞200 mL の変化） 　-3）末梢血好酸球＞5％あるいは＞300/μL 　-4）IgE 高値（総 IgE あるいは通年性吸入抗原に対する特異的 IgE 陽性）

（日本呼吸器学会 喘息と COPD のオーバーラップ（Asthma and COPD Overlap：ACO）診断と治療の手引き 2018 作成委員会（編）．喘息と COPD のオーバーラップ（Asthma and COPD Overlap：ACO）診断と治療の手引き 2018，メディカルレビュー社，2018.[8] より引用）

表 5　タイプ 2 炎症バイオマーカーと病歴に基づいた吸入ステロイド薬使用の目安（COPD）

血中好酸球数	＜100/μL	100~300/μL	≧300/μL
呼気 NO 濃度（FeNO）	＜20 ppb	20~35 ppb	≧35 ppb
喘息合併を疑う病歴 • 変動性あるいは発作性の呼吸器症状 • 40 歳以前の喘息既往	△	○	○
COPD 増悪歴 • 頻回に呼吸器症状の悪化に対する治療を強化（気管支拡張薬，抗菌薬，全身性ステロイド薬，喀痰調整薬など）	×	△	○
感染症の懸念* • 反復する呼吸器感染症 • 肺結核や肺非結核性抗酸菌症の合併	×	×	△

○：吸入ステロイド薬の使用を推奨する
△：吸入ステロイド薬の使用を考慮しうる
×：吸入ステロイド薬の使用は避ける
＊：喘息を疑う病歴や COPD 増悪歴を根拠に吸入ステロイド薬を使用する場合でも，感染症の懸念については慎重に経過観察する．
呼吸器感染症を繰り返す場合には吸入ステロイド薬の中止，減量あるいは変更を考慮する．

6. びまん性肺疾患とその他の気道・肺疾患

A. 診断・管理のポイント

○好酸球性肺炎では FeNO が他の間質性肺疾患との鑑別に有用な可能性がある.

○喘息治療において難治性の場合や血中好酸球増多を認める場合には好酸球性多発血管炎性肉芽腫症（EGPA）や NSAIDs 過敏喘息（N-ERD），アレルギー性気管支肺アスペルギルス症/真菌症（ABPA/M）の存在を疑う根拠となる.

○ABPA/M では Ⅰ型アレルギーを反映する総 IgE 値や真菌特異的 IgE がその診断や治療効果の判定に有用である.

○喘息治療において血中好酸球増多や FeNO 高値が遷延する場合にはアレルギー性鼻炎や好酸球性副鼻腔炎の合併を疑う根拠となる.

文献

1) 一般社団法人日本アレルギー学会喘息ガイドライン専門部会（監修）. 喘息予防・管理ガイドライン 2021, 協和企画, 2021.

2) Peters MC, et al. Refractory airway type 2 inflammation in a large subgroup of asthmatic patients treated with inhaled corticosteroids. J Allergy Clin Immunol 2019; **143**: 104-113.

3) McGrath KW, et al. A large subgroup of mild-to-moderate asthma is persistently noneosinophilic. Am J Respir Crit Care Med 2012; **185**: 612-619.

4) Global Initiative for Asthma, Global Strategy for Asthma Management and Prevention. Updated 2021.

5) Matsunaga K, et al. An official JRS statement: the principles of fractional exhaled nitric oxide (FeNO) measurement and interpretation of the results in clinical practice. Respitr Investig 2021; **59**: 34-52.

6) Matsunaga K, et al. Reference ranges for exhaled nitric oxide fraction in healthy Japanese adult population. Allergol Int 2010; **59**: 363-367.

7) Dweik RA, et al. An official ATS clinical practice guideline: interpretation of exhaled nitric oxide levels (FENO) for clinical applications. Am J Respir Crit Care Med 2011; **184**: 602-615.

8) 日本呼吸器学会 喘息と COPD のオーバーラップ（Asthma and COPD Overlap：ACO）診断と治療の手引き 2018 作成委員会（編）. 喘息と COPD のオーバーラップ（Asthma and COPD Overlap：ACO）診断と治療の手引き 2018, メディカルレビュー社, 2018.

9) Global Initiative for Chronic Obstructive Lung Disease, Global Strategy for the Diagnosis, Management, and Prevention of COPD. 2022 Report.

10) 日本呼吸器学会 COPD ガイドライン第 6 版作成委員会（編）. COPD（慢性閉塞性肺疾患）診断と治療のためのガイドライン 2022〔第 6 版〕, メディカルレビュー社, 2022.

11) Hirano T, Matsunaga K. Measurement of blood eosinophils in asthma and chronic obstructive pulmonary disease. Intern Med 2022, doi: 10.2169/internalmedicine.9339-22.

12) Yamaji Y, et al. Detection of Type2 biomarkers for response in COPD. J Breath Res 2020; **14**: 026007.

第2章
タイプ2炎症とバイオマーカー

A. 総論

ポイント

● IL-4，IL-5，IL-13 などの 2 型サイトカインの作用で気道や肺に惹起される炎症には，Th2 リンパ球の他にも重要なリンパ球（2 型自然リンパ球，ILC2）が関与することが判明し，包括的な「タイプ2」炎症の呼称が生まれた.

● 気道・肺疾患におけるタイプ 2 炎症のバイオマーカーとして特に重要なのは，呼気 NO 濃度（FeNO），血中および喀痰中好酸球，血清 IgE である.

● 生物学的製剤の適応および選択は，タイプ 2 炎症バイオマーカーを参考に判断する.

1. タイプ 2 炎症の定義

　気管支喘息やアレルギー性鼻炎は I 型アレルギー機序で生じる疾患であり，疾患成立機序の解析を通じて，数年前までは Th2 リンパ球が中心的に関与し，このリンパ球が産生する Th2 サイトカイン，特に IL-4，IL-5，IL-13 が病態（Th2 炎症）の中心を形成すると考えられてきた. さらに近年は抗原受容体を持たない自然リンパ球のなかに Th2 と同様のサイトカインを産生するサブセット（2 型自然リンパ球，ILC2）の存在が明らかとなり，これらのリンパ球を合わせてタイプ 2 炎症と呼ばれるようになった. 喘息のすべての患者がタイプ 2 炎症から成り立っているわけではないが，半数以上の患者がタイプ 2 炎症を病態の中心あるいは一部に含んでいると考えられる.

2. 炎症病態・治療とバイオマーカー

　タイプ 2 炎症が脚光を浴びているのは，治療薬に結びついているためである. 現在重症喘息に対して上市されている生物学的製剤のうち，抗 IgE 抗体，抗 IL-5 抗体，抗 IL-5Rα 抗体，抗 IL-4Rα 抗体は，いずれもタイプ 2 炎症とかかわっている. IgE はサイトカインではないが，IL-4，IL-13 の作用を受けて B リンパ球がクラススイッチを起こして産生にいたる抗体であるため，タイプ 2 炎症を構成する要素のひとつと見なされる. かつては，喘息の炎症表現型を解析しても，治療薬に結びつかないジレンマがあったが，解析手法と治療薬の充実により，喘息の炎症表現型の解析が病態で重要な因子の特定，さらには生物学的製剤の選択に直結するのが当たり前の時代に変化した. これに伴い，タイプ 2 炎症のバイオマーカーを測定し，的確な生物学的製剤の選択に結びつけることが，呼吸器専門医のみならず，気道のアレルギー疾患を診療する医師にとって必須の知識となりつつある. 患者に対して適切な治療薬を早く選択することは，患者の QOL のためにも，医療資源を大切に活用していくためにも重要である.

　タイプ 2 炎症バイオマーカーとしては，呼気 NO 濃度（FeNO），血中および喀痰中好酸球，血清 IgE などが特に重視されている. 表 1 にこれらの指標の大まかな位置づけを記す. 喘息患者の初診時あるいは病態把握を必要とする際には，まずは簡便な項目，すなわち血中好酸球数や血清総 IgE および吸入アレルゲン特異的

表 1　喘息におけるタイプ 2 炎症バイオマーカーの有用性

		測定の簡便さ	炎症指標としての意義	補助診断における有用性	治療中のモニタリング	生物学的製剤などの選択	解析における注意点
呼気 NO 濃度（FeNO）		◎	◎	○	○ （吸入ステロイド薬のアドヒアランス判断に限ると◎）	○ （抗 IgE 抗体） 抗 IL-4Rα 抗体	ATS/ERS の標準法に準拠して測定する．現在の喫煙，鼻炎合併などの影響に留意
血中好酸球数		◎	◎	△	△	○ 抗 IL-5 抗体 抗 IL-5Rα 抗体 抗 IL-4Rα 抗体	本来は喀痰中好酸球の代用であるが，検査が容易なので好酸球に関する重要な指標と位置づけられる
喀痰中好酸球		△	◎	△	△	（△ 数値基準は定まっていない） （抗 IL-5 抗体） （抗 IL-5Rα 抗体） （抗 IL-4Rα 抗体）	採取・解析が容易ではない
血清 IgE	血清総 IgE	◎	NA	NA	NA	△ 抗 IgE 抗体（数値が一定範囲内にあることが必要）	自然免疫系と関連があり，意義は解析が進められている
	特異的 IgE 抗体	◎	○	△	NA	○（吸入アレルゲンに陽性） 抗 IgE 抗体 抗 IL-4Rα 抗体	即時型皮膚反応でも代用可能
他のマーカー	ペリオスチン呼気凝縮液など	研究目的	（未確立）	（未確立）	（未確立）	（未確立）	
補足				病歴や臨床経過が重要．検査は補助的な位置づけ		併存症も考慮して薬剤選択 抗 TSLP 抗体ではタイプ 2 炎症バイオマーカーは必須条件とはならない	

NA：Not Available

IgE を測定しておくことを推奨する．FeNO 測定機器が診療現場に設置されていれば，測定することが望ましい．これらの検査によってタイプ 2 炎症バイオマーカーの一般的な簡易検査を網羅したことになる．FeNO は初診患者において喘息と診断する際に有用なバイオマーカーであり，吸入ステロイド薬（ICS）開始後に測定値が低下し維持されることでアドヒアランスを確認することも可能である．血中好酸球高値は，喘息でよくみられる所見であるとともに，IL-5 を標的とする生物学的製剤の選択において必須の情報となる．総 IgE および特異的 IgE 抗体は，測定後数ヵ月ですぐに変わる性質のものではない．患者の生活指導，アレルゲン免疫療法の適応判断，そして抗 IgE 抗体や抗 IL-4R 抗体を選択する際の参考となる．重症喘息患者で，通常の薬剤でコントロールが難しい場合には，これらのバイオマーカーに基づいて生物学的製剤の適応判断，そして薬剤の選択を行うことになる．タイプ 2 炎症に関して，さらに詳細なバイオマーカー検査が必要な場面，解釈に困る場面では専門施設に診察・判断を依頼することも必要となりうる．各バイオマーカーの詳細な意義・活用法に関しては，項目毎の解説，後半の疾患各論の内容を参照いただきたい．

B. 呼気一酸化窒素濃度 (FeNO)

1. 分子機序 (喘息病態との関係)

A. 分子産生機序

　一酸化窒素 (nitric oxide：NO) はアミノ酸の一種である L-アルギニンを基質として NO 合成酵素 (nitric oxide synthase：NOS) により産生される. NOS には炎症により誘導される誘導型 NOS (iNOS), 神経細胞などに存在する神経型 NOS (nNOS), 血管内皮細胞などに存在する内皮型 NOS (eNOS) の 3 種類がある[1]. 気道では eNOS, nNOS からの NO 産生が iNOS に比べて非常に少ないため, FeNO は主に iNOS 由来と考えられている[1].

B. 喘息病態との関係

　FeNO の産生機序は喘息患者と健常者で異なる. 健常者の気道では IFN-γ から STAT-1 を介した経路で iNOS が発現し NO が産生される (図 1A)[1~3]. 一方, 喘息気道では, 気道炎症により Th2 リンパ球や 2 型自然リンパ球から産生される IL-4, IL-13 により, STAT-6 を介した経路で, 主に気道上皮の iNOS 発現が増強し NO の過剰産生が起こる (図 1B)[1~3]. また, 大気汚染に伴う酸化ストレスでも AP-1 を介して iNOS の発現が亢進し NO が産生される. さらに, 好酸球やマクロファージなどの炎症細胞にも iNOS は発現しており, FeNO 上昇に関与する. したがって, FeNO は喘息における気道のタイプ 2 炎症を推定する上で有用な指標と考えられる.

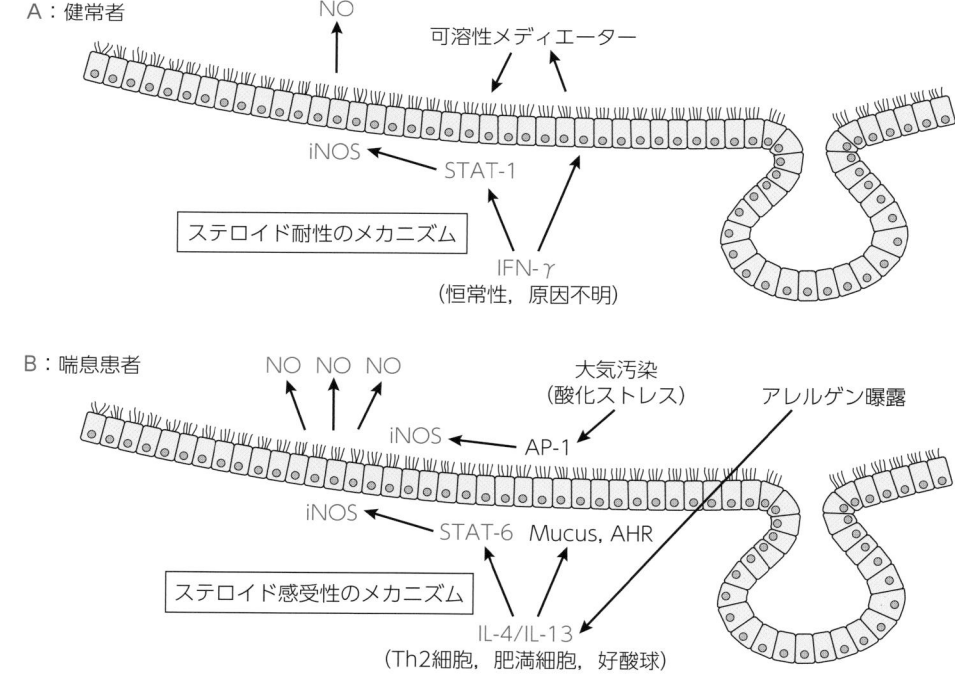

図 1　気道における FeNO の産生メカニズム

A：健常者, B：喘息患者
(Matsunaga K, et al. Respir Investig 2021; 59: 34-52.[3] より引用)

2. 測定方法

A. 測定器の種類

　据置型測定器と携帯型測定器の2種類がある．携帯型は据置型に比べて小さく，安価で，簡便に測定できることから，本邦において2013年に保険収載されたこともあり，日常診療の場に普及した．現在本邦で利用できる保険適用機種はNIOX VERO®（図2A）とNObreath®（図2B）である．

B. 実際の測定

　FeNO濃度は，①呼出時肺気量，②呼気流速，③口腔内圧の影響を受けるため，測定条件を一定にする必要がある．現在は，米国胸部学会（ATS）と欧州呼吸器学会（ERS）が合同で提唱した標準法に準拠して測定することが推奨されている[4]．具体的には，

　①最大吸気を行った全肺気量レベルから呼出する．
　②呼出流速を50 mL/秒（許容範囲：45〜55 mL/秒）に維持して10秒程度呼出する．
　③鼻腔などの上気道から産生されるNOの呼気中への混入を防ぐため，ノーズクリップはせず，呼出時に
　　5〜20 cmH$_2$Oの口腔内圧をかけ軟口蓋を閉鎖させる．

　実際のモニタリング波形では，呼出初期に上気道由来のNOが混入したピーク相と，その後のプラトー相を形成する．このプラトー相の値を下気道由来のFeNO値とする．図2Cと図2DにNIOX VERO®およびNObreath®の測定手順を示す．

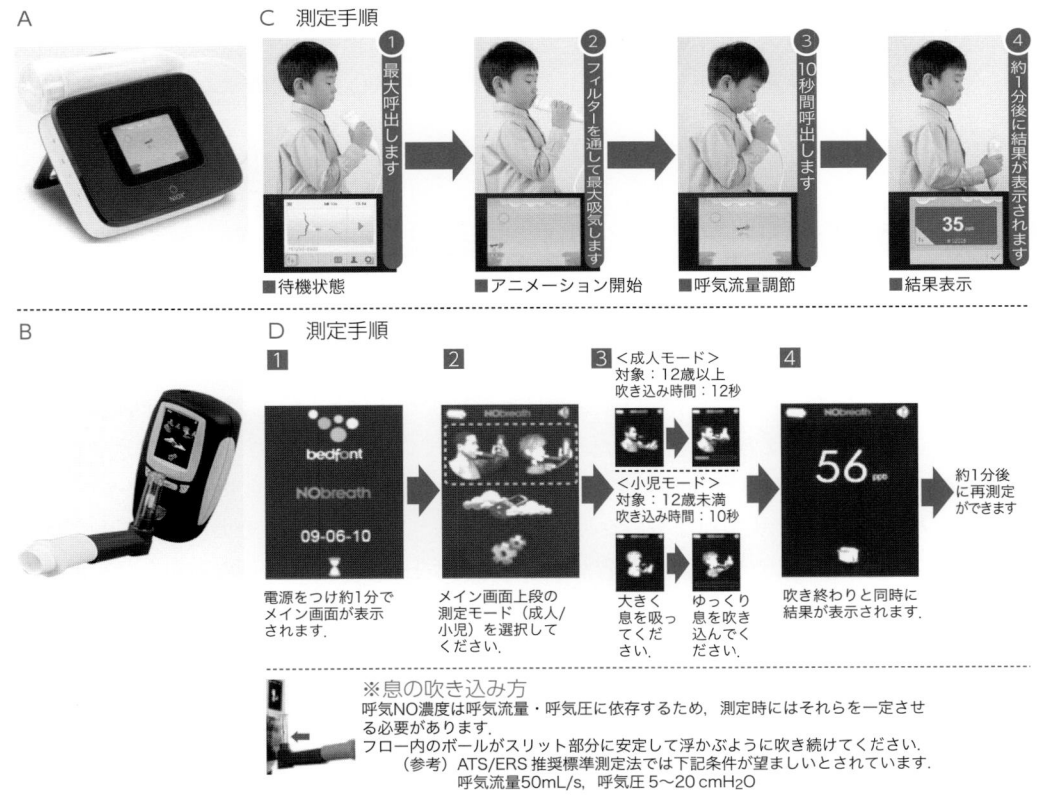

図2　携帯型FeNO測定器と測定手順
　A，B：NIOX VERO®（https://www.chest-mi.co.jp/product/categories_005/niox-vero.html より許諾を得て転載）
　C，D：NObreath®（https://dev.medicalonline.jp/catalog_pdf/000/093/919/93919_c.pdf より許諾を得て転載）

3. 安定性・再現性

A. 安定性

FeNO値は呼出流速が減少するほど上昇し，流速が増加するほど低下する．また，口腔内圧が低下すると上気道のNOが混入しFeNO値が上昇する[4]．よって，安定したFeNO値を得るには，上述のような測定条件を一定にすることが重要である．

B. 再現性

同一条件で測定した場合，再現性の高いFeNO値が得られる[4]．なお，携帯型測定器は，実際のサンプリング波形が確認できないため，機種や呼出法により値のばらつきが多少出る[5]．より正確な値を得るため，可能な限り2〜3回の測定を行い，10%以内の範囲で得られた実測値の平均をFeNO値とすることが望ましい[2〜4]．また，製造元が異なる測定器は，センサー，吸気法，呼出時間などの違いから，測定値に若干の差を認めることが報告されている[5]．したがって，異なる機種を用いたFeNO値の比較には注意する．

4. 交絡因子

FeNO値は，年齢，性別，身長，体重，呼吸機能検査，食品，薬剤，喫煙，アトピー，感染症，鼻副鼻腔炎，日内変動などの様々な因子により影響を受ける可能性が指摘されている（表1）[2〜4,6,7]．なかでも，喫煙，吸入ステロイド薬（ICS），経口ステロイド薬の使用はFeNO値を低下させ，アトピーや鼻炎・副鼻腔炎の存在はFeNO値を上昇させることが多くの研究で示されている．他の因子についてはFeNO値に影響を与えるか否かについて一定の見解は得られていない．現状では，FeNO値を比較する際，可能な限り同一の環境・条件で測定することが望ましい．

5. 臨床運用の要点

A. 喘息

FeNOは気道におけるタイプ2炎症を捕捉する指標であり，喘息の補助診断や気道炎症のモニタリングに有用である．2011年のATSガイドラインでは，FeNOカットオフ値を25ppb，50ppbとし，好酸球性気道炎症およびステロイド反応性に言及した解釈が示されている[8]．これは，喘息の気道炎症には多様性があり，好酸球のみならず非好酸球性気道炎症も存在するためである．一方，欧米人と体格や生活習慣が異なる本邦でも，成人を対象とした大規模な多施設共同研究が実施されており[6,9]，その結果を考慮したカットオフ値と基準範囲が提唱されてきた[2,3]．種々の報告があるが，本手引きでは最近の国際動向も踏まえ，ステロイド薬未治療患者では22ppb未満を低値域，35ppb以上を高値域とし，ステロイド薬治療中の患者では20ppb未満を低値域，35ppb以上を高値域と判定する基準範囲を提唱する（第1章 表1参照）．

1）喘息/咳喘息の補助診断指標

日本における健常成人のFeNO正常値は15.4ppb，正常上限値は36.8ppb（図3A），健常者と喘息患者を鑑別するためのFeNOカットオフ値は22ppb（感度91%，特異度84%）であった（図3B）[6,9]．よって，ステロイド薬未使用患者で喘息を疑う症状があり，FeNO≧22ppbであれば喘息の可能性が高く，FeNO≧35ppbであればほぼ確実に喘息と診断できる[2,3]．なお，FeNO値に影響する患者因子である喫煙とアレルギー性鼻炎を加味した場合のカットオフ値は18〜28ppbと変動がみられる[3]．しかし，その感度，特異度は80%以上であり，

表1　呼気NO濃度（FeNO）に影響を及ぼす交絡因子とその対策

因子	影響	対策
年齢・性別	・小児では成長に伴い気道内腔面積が変化するため，加齢に伴い上昇するという報告がある． ・成人における年齢の影響に関して一定の関連性はない． ・性別の影響に対する一定の関連性はない．	・小児では年齢を考慮してFeNO濃度を解釈する．
身長・体重・BMI	・成人での身長，体重，BMIの影響について一定の関連性はない．	
食品・飲料	・硝酸塩含有食品（レタス・サラダ菜・ほうれん草・ごぼうなど）の摂取で上昇するという報告がある． ・アルコールや果糖（フルクトース），脂質過剰摂取で低下するという報告がある．	・測定前1時間以内は飲食を避けることが望ましい．
呼吸機能検査	・呼吸機能測定にて一過性に低下し，1時間程度で回復するという報告がある．	・FeNO測定は呼吸機能測定前に行う．
気道径	・気道収縮物質（ヒスタミン・高張食塩水）吸入にて気道内腔が狭小化し低下するという報告がある． ・気管支拡張薬の吸入後に上昇するという報告がある．	・気管支拡張薬投与の有無を確認，比較する際は条件を一定にする．
日内変動	・日内変動があるという報告と，ないという報告があり，一定の見解は得られていない． ・健常者やコントロール良好喘息に比べてコントロール不良喘息の日内変動が大きいという報告がある．	・同一患者ではできる限り同じ時刻に測定したほうがよい． ・測定時刻を記載しておくのがよい．
感染症	・ウイルスや細菌による気道感染症の急性期で上昇し，回復期で低下するという報告がある．	・感染が終息してから測定することが望ましい．
喫煙	・喫煙で低下する． ・能動喫煙のみならず受動喫煙でも低下するという報告がある． ・過去の喫煙習慣とFeNO値の間に一定の関連性はない．	・喫煙の有無をチェックする．
薬剤	・経口・吸入ステロイド薬投与にて低下する． ・硝酸薬（ニトログリセリンなど）はFeNO値の有意な上昇を示さないという報告がある．	・使用している薬剤を記載する． ・ステロイド薬が投与されている時の喘息補助診断の有用性は低くなる．
アトピー素因	・アトピー素因があると上昇する（アレルゲンの数の増加に伴い高値となる）．	・アトピーの有無を血液検査や皮内テストなどでチェックする．
鼻・副鼻腔炎	・アレルギー性鼻炎で上昇する． ・好酸球性副鼻腔炎で上昇する．	・鼻炎・副鼻腔炎の有無を確認する．

BMI：body mass index

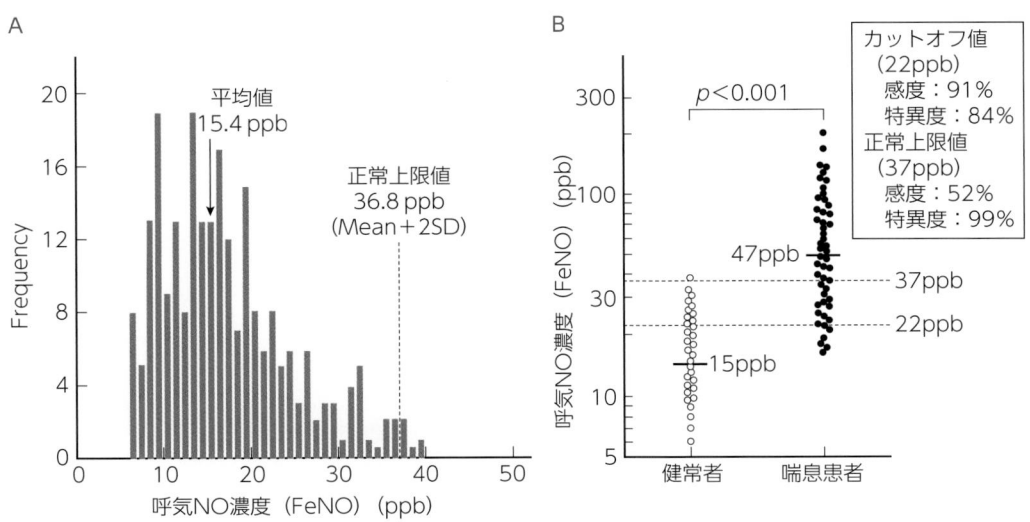

図3　健常成人における呼気NO濃度（FeNO）の分布（A）と，喘息患者との差異（B）
（Matsunaga K, et al. Respir Investig 2021; 59: 34-52. [3] より引用）

2・タイプ2炎症とバイオマーカー

喘息補助診断の指標としては十分と判断する．一方，喘息として治療中であるが治療効果が不十分で診断が不確かである場合には，ステロイド薬を休薬後に FeNO を再測定することが必要な場合もある．FeNO は咳喘息の補助診断にも有用と報告されている（カットオフ値：30 ppb 前後）．しかし，典型的喘息と比べて感度が低く，低値を示す患者も少なくないことに留意する[10]．したがって，FeNO は典型的喘息や咳喘息の補助診断に有用だが，病歴，症状，身体所見，呼吸機能検査などと合わせて総合的に判断することが望ましい[2,3,11]．

2）気道炎症モニタリング

FeNO は喘息治療導入後の気道炎症モニタリングに有用である．FeNO 高値の場合，吸入ステロイド薬や生物学的製剤に対する有効性や[2,3,8]，アドヒアランス不良の指標として期待できる[12]．一方，吸入ステロイド薬の減量調節に有用かは議論の分かれるところである[13]．一般に，高用量吸入ステロイド薬治療下でも症状が残存する FeNO 高値例では吸入ステロイド薬で制御できないタイプ 2 炎症が疑われる[2,3,8]．一方，吸入ステロイド薬治療下で症状がコントロールされた FeNO 低値例ではタイプ 2 炎症は制御されていることが示唆される[2,3,8]．最近，複数のタイプ 2 炎症バイオマーカーを組み合わせたモニタリングが吸入ステロイド薬減量に有用と報告された[14]．現状では，病歴，臨床所見，肺機能検査に基づいた薬剤選択，モニタリング，抗炎症薬調節が不確かな場合，FeNO 測定の追加が推奨される[2,3,11]．

3）将来のリスク予測

FeNO は喘息重症度との関連は乏しいが[15]，FeNO 高値例は低値例に比べて増悪リスクが高く[16,17]，一秒量の経年低下が大きい[16,18]．また，他のタイプ 2 炎症バイオマーカーと併用することで，より鋭敏に増悪を予測できることも報告されている[19]．しかし，FeNO 値には個人差や変動があり，症状コントロールの状態とは乖離することもある[7,15]．増悪予測，経年的呼吸機能低下といった将来のリスク予測には，単回ではなく経時的に FeNO を測定することが推奨されている[2,3,11]．

B. 喘息 COPD オーバーラップ（asthma COPD overlap: ACO）

喘息と COPD の合併病態である ACO は各々単独と比べてコントロール不良，経年的呼吸機能低下，頻回増悪，医療負担増加が指摘されており，正確な診断と適正な治療介入が重要である[20]．本邦の ACO 診断基準には FeNO＞35 ppb が盛り込まれている[20]．また，COPD においても FeNO 高値例は低値例と比べ吸入ステロイド薬反応性が良好で[21]，COPD における吸入ステロイド薬投与の目安として期待される（第 1 章 表 5 参照）．

C. 好酸球性肺炎の診断の補助

FeNO は気道上皮のみならず好酸球などの炎症細胞からも産生される[1]．急性および慢性好酸球性肺炎では，鑑別を要する他のびまん性肺疾患と比べ FeNO 値は上昇し，ステロイド薬治療の効果とも関連することが報告されている[22,23]．したがって，好酸球性肺炎の診断およびモニタリングへの臨床応用も期待される．

文献

1) Alving KMA. Basic aspects of exhaled nitric oxide. European Resriratory monograph. No.49 European Respiratory Society, 2010: p.1-31.
2) 呼気一酸化窒素（NO）測定ハンドブック作成委員会，日本呼吸器学会肺生理専門委員会（編）．呼気一酸化窒素（NO）測定ハンドブック，日本呼吸器学会，メディカルレビュー社，2018.
3) Matsunaga K, et al. An official JRS statement: The principles of fractional exhaled nitric oxide (FeNO) measurement and interpretation of the results in clinical practice. Respir Investig 2021; **59**: 34-52.
4) American Thoracic Society; European Respiratory Society. ATS/ERS recommendations for standardized procedures for the online and offline measurement of exhaled lower respiratory nitric oxide and nasal nitric oxide, 2005. Am J Respir Crit Care Med 2005; **171**: 912-930.
5) Saito J, et al. Comparison of fractional exhaled nitric oxide levels measured by different analyzers produced by different manufacturers. J Asthma 2020; **57**: 1216-1226.
6) Matsunaga K, et al. Exhaled nitric oxide cutoff values for asthma diagnosis according to rhinitis and smoking status in Japanese subjects. Allergol Int 2011; **60**: 331-337.

7) Matsunaga K, et al. Associated demographics of persistent exhaled nitric oxide elevation in treated asthmatics. Clin Exp Allergy 2012; **42**: 775-781.

8) Dweik RA, et al. An official ATS clinical practice guideline: interpretation of exhaled nitric oxide levels (FENO) for clinical applications. Am J Respir Crit Care Med 2011; **184**: 602-615.

9) Matsunaga K, et al. Reference ranges for exhaled nitric oxide fraction in healthy Japanese adult population. Allergol Int 2010; **59**: 363-367.

10) Song WJ, et al. Diagnostic accuracy of fractional exhaled nitric oxide measurement in predicting cough-variant asthma and eosinophilic bronchitis in adults with chronic cough: a systematic review and meta-analysis. J Allergy Clin Immunol 2017; **140**: 701-709.

11) Expert Panel Working Group of the National Heart, Lung, and Blood Institute (NHLBI) administered and coordinated National Asthma Education and Prevention Program Coordinating Committee (NAEPPCC). 2020 Focused Updates to the Asthma Management Guidelines: A Report from the National Asthma Education and Prevention Program Coordinating Committee Expert Panel Working Group. J Allergy Clin Immunol 2020; **146**: 1217-1270.

12) McNicholl DM, et al. The utility of fractional exhaled nitric oxide suppression in the identification of nonadherence in difficult asthma. Am J Respir Crit Care Med 2012; **186**: 1102-1108.

13) Essat M, et al. Fractional exhaled nitric oxide for the management of asthma in adults: a systematic review. Eur Respir J 2016; **47**: 751-768.

14) Heaney LG, et al. Composite type-2 biomarker strategy versus a symptom-risk-based algorithm to adjust corticosteroid dose in patients with severe asthma: a multicentre, single-blind, parallel group, randomised controlled trial. Lancet Respir Med 2021; **9**: 57-68.

15) Saito J, et al. Domiciliary diurnal variation of exhaled nitric oxide fraction for asthma control. Eur Respir J 2014; **43**: 474-484.

16) Ulrik CS, et al. Fractional exhaled nitric oxide as a determinant for the clinical course of asthma: a systematic review. Eur Clin Respir J 2021; **8**: 1891725.

17) Kimura H, et al. Prospective predictors of exacerbation status in severe asthma over a 3-year follow-up. Clin Exp Allergy 2018; **48**: 1137-1146.

18) Matsunaga K, et al. Persistently high exhaled nitric oxide and loss of lung function in controlled asthma. Allergol Int 2016; **65**: 266-271.

19) Kraft M, et al. Patient characteristics, biomarkers, and exacerbation risk in severe, uncontrolled asthma. Eur Respir J 2021; **58**: 2100413.

20) 日本呼吸器学会 喘息と COPD のオーバーラップ（Asthma and COPD Overlap：ACO）診断と治療の手引き 2018 作成委員会（編）．喘息と COPD のオーバーラップ（Asthma and COPD Overlap：ACO）診断と治療の手引き 2018，メディカルレビュー社，2018.

21) Oishi K, et al. Role of type2 inflammatory biomarkers in chronic obstructive pulmonary disease. J Clin Med 2020; **9**: 2670.

22) Lee JE, et al. Fraction of exhaled nitric oxide in patients with acute eosinophilic pneumonia. Chest 2012; **141**: 1267-1272.

23) Park JY, et al. Significance of fractional exhaled nitric oxide in chronic eosinophilic pneumonia: a retrospective cohort study. BMC Pulm Med 2014; **14**: 81.

2・タイプ2炎症とバイオマーカー

C. 血中好酸球

1. 分子機序（喘息病態との関係）

好酸球は 1879 年 Ehrlich によって酸性色素で赤染される細胞として認識され，その研究史が幕を開けた．通常 2〜3 核に分葉した核を持ち顆粒には前骨髄球の段階で出現する原始顆粒，塩基性顆粒蛋白群を貯蔵する特異顆粒，成熟過程の後半から出現しアリルサルファターゼ活性や酸性ホスファターゼ活性を有する小型顆粒が存在する．エフェクター機能が大きいとされるのは特異顆粒である．

好酸球の役割は，1970 年代までは寄生虫免疫などを担うとともに，喘息ではマスト細胞などから放出される炎症性分子を不活化する抑制的細胞とも推測されていた．1980 年代以降，好酸球特異顆粒蛋白が喘息気道の上皮剥離にかかわることが示され，エフェクター細胞として注目された[1]．好酸球性炎症を抑制する吸入ステロイド薬の普及が喘息死を減少させたのも周知である．しかし 2000 年代に入り，抗 IL-5 中和抗体が軽症喘息に効果が不十分であったことから，好酸球の喘息病態への意義に疑問符がついた．その後，抗 IL-5 中和抗体は軽症喘息の気道好酸球浸潤を部分的にしか抑制できないことが判明した．一方で，抗 IL-5 中和抗体あるいは抗 IL-5Rα 抗体は重症喘息症例において，残存する好酸球性気道炎症の軽減と，増悪抑制などに効果を発揮することが証明され，エフェクター細胞としての好酸球の意義は臨床レベルで実証されたのである．

血中好酸球数は，成長因子群の作用を基軸とした造血と，組織への流入とのバランスが重要な規定因子となる．好酸球は通常，骨髄内で多能性造血幹細胞を起源とし，骨髄系共通前駆細胞，そして特異的前駆細胞を経て分化する．すなわち造血系の $CD34^+$ 骨髄系前駆細胞から GM-CSF，IL-3，IL-5 などの成長因子によって分化して生じるが，特に IL-5 は好酸球の選択的な分化において中心的な役割を果たす．なお $CD34^+$ 細胞は骨髄中のみならず末梢血中にも認められ，喘息では感作アレルゲンへの曝露などにより気道局所において $CD34^+$ 細胞から好酸球へと分化させる機序が指摘されている．$CD34^+$ 細胞の多くは成熟するとケモカイン受容体である CCR3 を発現する．

好酸球は末梢血中を循環したのち，標的臓器領域の血管内皮細胞に接着し，血管内皮細胞の間隙を遊走する過程で活性化シグナルが作動し，組織に集積してエフェクター機能を発揮する[2]．好酸球は末梢血中では 6〜18 時間程度の半減期であるが，組織に移行すると数日以上生存でき，特にタイプ 2 炎症病態が存在するとさらに生存が延長しうる．好酸球の生存延長には GM-CSF の作用が大きく，組織集積した好酸球自身も GM-CSF を産生し autocrine に生存が延長する．先述した軽症喘息の気道における抗 IL-5 抗体の効果の欠落はこの事実に起因する．一方，重症喘息ではステロイド抵抗性を獲得した ILC2 などに由来する IL-5 が，好酸球性炎症の維持に大きく寄与していると推定される．

好酸球の血管から局所への集積にはタイプ 2 免疫応答に関連する分子群の寄与が重要である[3]．好酸球細胞表面の VLA4（$\alpha_4\beta_1$ インテグリン）と，主に IL-4/IL-13 作用により血管内皮に発現する VCAM（vascular cell adhesion molecule)-1 を介した接着の意義が大きい．その後，血管内皮細胞間を通り抜け炎症局所へと遊走するが，タイプ 2 炎症におけるこの過程では細胞表面に発現する受容体の CCR3 が重要である．CCR3 は 11 種ものリガンドを持ち，好酸球の炎症局所への遊走反応を誘導できる．主なリガンドは IL-4 や IL-13 などの作用により上皮あるいは平滑筋細胞などから産生されるエオタキシンなどの CC ケモカイン群である．ただし好酸球の接着・遊走は，システィニル・ロイコトリエン，ロイコトリエン B_4，血小板活性化因子，プロスタグランジン D_2 などの脂質メディエーター，活性酸素種などによっても誘導され，これらは非タイプ 2 炎症の

局所においても産生あるいは放出され，好酸球性気道炎症を誘導しうることに注意する必要がある[3]．

　血中好酸球数は吸入アレルゲンへの曝露環境など，タイプ2炎症が常在する場合はその増加が持続しやすい．一方でタイプ2炎症が急性に惹起される場合には，好酸球の臓器への流入が一過性に促進されて高値を示さない場合がある．またステロイド薬に代表される薬物によって修飾を受けるが，特にVCAM-1の発現あるいはCC-ケモカイン産生にかかわるIL-4/IL-13を標的とする治療などでは，好酸球の組織への流入が阻害されて血中好酸球数が増加する場合がある．

2. 測定方法

　血中好酸球数の測定には一般的に自動白血球分析装置が用いられる．必要時には塗抹標本を用いて顕微鏡で観察する目視法で再検される．白血球数と白血球分類の好酸球比率から絶対数を算出するのが通常である．一般に自動白血球分析装置はスクリーニング用であって分析が正常のときはそのデータが報告されるが，異常細胞を検知した場合に目視法で確認されることが多い．

3. 安定性・再現性

　血中好酸球数は後述する諸因子の影響で容易に増減する．一般的には感作アレルゲンへの曝露などに伴うタイプ2炎症の増悪期には増加し，全身性ステロイド薬に代表される治療によって減少する．したがって測定値の評価には，測定時期の病勢あるいは維持治療および数週前からの治療変更などに十分に注意する必要がある．このため，過去1年以内の最高値を確認することもしばしば有用である．

4. 交絡因子

　血中好酸球数の増多を示す代表的疾患・病態を表1に示す．特に，好酸球性多発血管炎性肉芽腫症や好酸球性肺炎などでは喘息の臨床症状が先行あるいは随伴する頻度が高いため注意を要する．急性好酸球性肺炎の急性期には一過性に好酸球数が減少することがある[4]．抗IL-4Rα抗体の使用では血中好酸球数ならびに特異顆粒蛋白 eosinophil cationic protein の血中濃度が増加しうるが，通常は一過性である[5]．好酸球数増加が持

表1　好酸球増多を示す疾患・病態

1. アレルギー疾患
気管支喘息，アレルギー性鼻炎，アトピー性皮膚炎，薬剤アレルギーなど
2. 免疫関連疾患
好酸球性多発血管炎性肉芽腫症，結節性多発動脈炎，IgG4 関連疾患など
3. 血液疾患・悪性腫瘍
好酸球増多症候群，白血病，悪性リンパ腫，各種固形癌など
4. 臓器特異的疾患
好酸球性肺炎，好酸球性胃腸炎，好酸球性血管性浮腫，木村病など
5. 感染症
寄生虫感染症，真菌感染症，一部のウイルス感染症など
6. 喘息治療の影響
全身性ステロイド薬の減量・中止，二次性副腎機能低下，抗 IL-4Rα抗体
7. その他
アジソン病，放射線治療，血液透析，移植拒絶反応など

続する例では何らかの好酸球増多性疾患が合併している可能性が示唆される．重症喘息などにおける全身性ステロイド薬の使用では短期間でも血中好酸球数が減少するが，IL-5の過剰産生を伴う好酸球型重症喘息では，ステロイド薬減量・中止後に好酸球数増加をきたす場合がある．また，全身性ステロイド薬の使用により医原性の副腎機能低下を招来することがあり，これも血中好酸球数の増加に寄与しうる．

5. 臨床運用の要点

血中好酸球数は喀痰中好酸球比率と比較して，臓器特異度は低く，好酸球性気道炎症の検出感度でも劣る．しかし喀痰中好酸球比率の測定は，十分量の喀痰を得ることの不確実性や検体処理の手技などの問題があり，汎用性は高くない．一方で，血中好酸球数は日常的にかつ簡便に測定でき，有用である（表2）．

表2　タイプ2炎症バイオマーカーとしての血中好酸球数の臨床運用の要点

1. 好酸球性気道炎症の存在 ・血中好酸球数≧220/μLで可能性が高い ・過去1年以内に血中好酸球数≧300/μLで可能性が高い 2. 喘息増悪の頻度 ・血中好酸球数≧400/μLを示す症例で頻度が高い ・重症喘息では≧300/μL，加えてFeNO≧25ppbを示す症例で頻度が高い 3. 生物学的製剤の有効性 ・IL-5を標的とする製剤は≧150/μL，過去1年以内に≧300/μLで有効の可能性が高い ・抗IL-4Rα抗体は血中好酸球数≧150で有効の可能性が高い

A. 好酸球性気道炎症の指標

血中好酸球数から好酸球性気道炎症の存在を推定することが一定程度可能である．喘息患者における各種バイオマーカーの関連性を検討した研究において，喀痰中好酸球比率は，血中ペリオスチン濃度とは相関を示さない一方で，血中好酸球数およびFeNOとは正の相関を示した[6]．種々の報告があるが，血中好酸球数220/μLをカットオフ値として好酸球性気道炎症（喀痰中好酸球比率≧3%）を有する症例の検出を試みた検討では，その感度は68〜86%，特異度は66〜79%であり，FeNOとほぼ同程度の精度であった[7]．

治療中の重症喘息患者においてタイプ2炎症が存在する指標として，GINAでは喀痰中好酸球比率≧2%あるいは血中好酸球数≧150/μLが提案されている．重症喘息患者での喀痰中好酸球比率≧2%を検出する基準値を検討した報告では，血中好酸球数≧150/μLでの感度が77.6%，特異度は53.3%，≧300/μLとすると感度59.7%，特異度84.4%と示されている[8]．日本人重症喘息患者の検討では，血中好酸球数は喀痰中好酸球比率と有意に相関し，ROC解析にてAUCは82%，血中好酸球数≧300/μLをカットオフ値とすると喀痰中好酸球比率≧2%を検出できる感度は75%，特異度69%であった[9]．以上より，血中好酸球数は一定の精度で好酸球性気道炎症のマーカーとなりうる．交絡因子の存在を考慮すると，単回測定では血中好酸球数≧220/μL，または過去1年以内に≧300/μLが確認されれば，好酸球性気道炎症が存在する可能性が高い．

本手引きでは最近の国際動向を踏まえ，ステロイド薬未治療の喘息患者では血中好酸球数220/μL以上をタイプ2気道炎症が存在する可能性が高いカットオフ値とし，ステロイド薬治療中の喘息患者では150/μL未満を低値域，300/μL以上を高値域と判定する基準範囲を提唱する（第1章 表2参照）．

B. 喘息増悪頻度の予測

血中好酸球数の高値が喘息増悪のリスク因子となることが指摘されている．成人の慢性喘息患者を対象とした観察研究では，血中好酸球数≧400/μLを示す患者群では増悪頻度が約30%高くなった[10]．主に，プライ

マリケア医が担当する患者を対象とした大規模観察研究では，血中好酸球数≧400/μL を示す患者では重度増悪のリスクが 42％高まった[11]．米国での Severe Asthma Research Program 研究では重症喘息患者 709 人が解析され，血中好酸球数高値は喘息増悪の頻度と関連し，特に年 3 回以上の頻回増悪群では血中好酸球≧300/μL の患者が多かった[12]．日本人重症喘息 107 名の解析では，年 3 回以上の重度増悪を発症した患者のなかで，血中好酸球数≧300/μL の症例が 80％を占めていた[9]．さらに，血中好酸球数≧300/μL かつ FeNO≧25 ppb の症例では，年 3 回以上の重度増悪をきたす頻度がより高かった[9]．日本以外の欧米・アジア 10 ヵ国での重症喘息患者 1,175 名の検討でも，好酸球数≧300/μL かつ FeNO≧25 ppb で増悪頻度が高いが，血中好酸球数の増加だけでは増悪頻度は高くなかった[13]．これらの知見から，治療中の喘息患者で血中好酸球数≧400/μL を示す症例，重症喘息では血中好酸球数が≧300/μL で同時に FeNO≧25 ppb を示す症例は，増悪を発症するリスクが高いと考えられる．なお経時的に反復測定した血中好酸球数が高度に変動を示す症例では増悪を生じやすいとの報告もある．

　COPD においても血中好酸球数は，好酸球性気道炎症を反映しうる．COPD 患者のなかにも血中好酸球数の増多症例が存在し，吸入ステロイド薬の反応性と関連することが報告されている[14]．ただし COPD での血中好酸球数と喀痰中好酸球比率の関連は，喘息よりは強くないことに注意を要する[15]．本手引きでは，タイプ 2 炎症バイオマーカー（血中好酸球数および FeNO）と患者の病歴（喘息の合併，COPD 増悪，感染症の懸念）を組み合わせた複合評価を COPD における吸入ステロイド薬使用の目安として参照することを提唱した（第 1 章 表 5 参照）．

　重症喘息に対する生物学的製剤の有効性，特に増悪抑制効果について，血中好酸球数との関連が解析されてきた．抗 IgE 抗体は，初期の検討で血中好酸球数≧260/μL で増悪抑制効果が大きいと報告されたが[16]，その後，増悪抑制効果は血中好酸球数のレベルに影響されないことが報告されている[17]．したがって，現在は血中好酸球数を治療選択の参考とすることは推奨されていない．一方，抗 IL-5 抗体のメポリズマブでは血中好酸球数≧150/μL または過去 12 ヵ月間に≧300/μL の症例ではプラセボ群と比較して喘息増悪が 51％減少したが，いずれの条件も満たさない症例では約 10％の減少であり効果に差が認められた[18]．また post hoc 解析では治療介入による増悪抑制率が 30％以上を示した血中好酸球数は≧150/μL と報告された．抗 IL-5Rα 抗体のベンラリズマブでは，血中好酸球数≧300/μL 症例では増悪が 51％減少するが，＜300/μL では 17％の減少であった[19]．いずれの薬剤も血中好酸球数が 150/μL 未満では有効性に乏しいことを銘記すべきである[20]．抗 IL-4Rα 抗体のデュピルマブでは，血中好酸球数≧300/μL で増悪リスクが 67％減少，≧150/μL かつ＜300/μL でも 44％減少したが，＜150/μL では増悪がむしろ 15％増加した[5]．以上から，現時点では IL-4 および IL-5 を標的とする生物学的製剤では血中好酸球数≧150/μL を示す症例，さらにメポリズマブやベンラリズマブについては過去 1 年以内に≧300/μL を示す症例も，治療効果を得られる可能性が高いと推定される．

　生物学的製剤の維持期における血中好酸球数測定の意義は不明確な点が多い．血中好酸球数の変化が気道の好酸球浸潤の変化をどの程度反映しているのかも結論づけられていない．実際，デュピルマブでは開始後に血中好酸球数が病状の変化と乖離して上昇する症例もみられることなどから，血中好酸球数による維持期のモニタリングに関しては更なる検討が必要である．

文献

1) Gleich GJ. Mechanisms of eosinophil-associated inflammation. J Allergy Clin Immunol 2000; **105**: 651-663.
2) Sedgwick JB, Nagata M. Mechanism of eosinophil activation. Asthma and Rhinitis, Busse WW, Holgate ST (eds), Blackwell Scientific, 2000: p.373-393.
3) Nagata M, et al. Mechanisms of eosinophilic inflammation. Asia Pac Allergy 2020; **10**: e14.
4) Nakagome K, Nagata M. Possible mechanisms of eosinophil accumulation in eosinophilic Pneumonia. Biomolecules 2020; **10**: 638.
5) Castro M, et al. Dupilumab efficacy and safety in moderate-to-severe uncontrolled asthma. N Engl J Med 2018; **378**: 2486-2496.
6) Wagener AH, et al. External validation of blood eosinophils, FE (NO) and serum periostin as surrogates for sputum eosinophils in asthma. Thorax 2015; **70**: 115-120.

2・タイプ 2 炎症とバイオマーカー

7) Korevaar DA, et al. Diagnostic accuracy of minimally invasive markers for detection of airway eosinophilia in asthma: a systematic review and meta-analysis. Lancet Respir Med 2015; **3**: 290-300.

8) Fowler SJ, et al. High blood eosinophil counts predict sputum eosinophilia in patients with severe asthma. J Allergy Clin Immunol 2015; **135**: 822-824.

9) Soma T, et al. Implication of fraction of exhaled nitric oxide and blood eosinophil count in severe asthma. Allergol Int 2018; **67**: S3-S11.

10) Zeiger RS, et al. High blood eosinophil count is a risk factor for future asthma exacerbations in adult persistent asthma. J Allergy Clin Immunol Pract 2014; **2**: 741-750.

11) Price DB, et al. Blood eosinophil count and prospective annual asthma disease burden: a UK cohort study. Lancet Respir Med 2015; **3**: 849-858.

12) Denlinger LC, et al. National Heart, Lung, and Blood Institute's Severe Asthma Research Program-3 Investigators. Inflammatory and Comorbid Features of Patients with Severe Asthma and Frequent Exacerbations. Am J Respir Crit Care Med 2017; **195**: 302-313.

13) Denton E, et al. Cluster analysis of inflammatory biomarker expression in the international severe asthma registry. J Allergy Clin Immunol Pract 2021; **9**: 2680-2688.

14) Cheng S-L. Blood eosinophils and inhaled corticosteroids in patients with COPD: systematic review and meta-analysis. Int J Chron Obstruct Pulmon Dis 2018; **13**: 2775-2784.

15) Pignatti P, et al. Do blood eosinophils strictly reflect airway inflammation in COPD? comparison with asthmatic patients. Respir Res 2019; **20**: 145.

16) Hanania NA, et al. Exploring the effects of omalizumab in allergic asthma: an analysis of biomarkers in the EXTRA study. Am J Respir Crit Care Med 2013; **187**: 804-811.

17) Humbert M, et al. Omalizumab effectiveness in patients with severe allergic asthma according to blood eosinophil count: the STELLAIR study. Eur Respir J 2018; **51**: 1702523.

18) Yancey SW, et al. Biomarkers for severe eosinophilic asthma. J Allergy Clin Immunol 2017; **140**: 1509-1518.

19) Bleecker ER, et al; SIROCCO study investigators. Efficacy and safety of benralizumab for patients with severe asthma uncontrolled with high-dosage inhaled corticosteroids and long-acting β_2-agonists (SIROCCO): a randomised, multicentre, placebo-controlled phase 3 trial. Lancet 2016; **388**: 2115-2127.

20) FitzGerald JM, et al. Predictors of enhanced response with benralizumab for patients with severe asthma: pooled analysis of the SIROCCO and CALIMA studies. Lancet Respir Med 2018; **6**: 51-64.

D.　喀痰中好酸球

1.　分子機序（喘息病態との関連）

　　肺・気道の炎症細胞浸潤を直接的に評価する方法として，気管支鏡による粘膜生検や気管支肺胞洗浄液があるものの，患者にとっては侵襲性が高い．一方，喀痰は日常臨床で活用でき，反復施行も可能である．喀痰中好酸球は，気道炎症を反映するバイオマーカーとしてこれまで多くの研究で検証されてきており，個別化治療の観点からも様々な利点がある．

　　生体の局所における好酸球の増減は体内動態の変化をあらわし，産生・集積・停留・寿命などを反映している．IL-5 は最も好酸球特異的な作用を有するサイトカインであり，分化だけでなく，アポトーシスの抑制，接着や遊走，脱顆粒といった様々な機能を亢進させる[1]．IL-5 産生細胞としては，獲得免疫応答においては抗原によって誘導される Th2 細胞が，自然免疫応答においては 2 型自然リンパ球（ILC2）が重要である．一部の好酸球は生体局所の組織で成熟するが，基本的に好酸球は骨髄で増殖・成熟してから血管内に移行する．通常，好酸球の血中半減期は 6〜18 時間程度とされる．組織集積の最初のステップでは，血管内の好酸球が血管内皮へ接着し，内皮間隙を通過する．遊走には CC ケモカインであるエオタキシンと，その受容体 CCR3 が特に重要な役割を担っている．一部の好酸球は粘膜から気道の内腔にまで遊出することが知られており，喀痰中好酸球はこれを検出している．

2.　測定方法

　　喀痰採取と計測の方法は標準化されていないため，施設のプロトコルを作成して運用することが望ましい．喘息のバイオマーカーに関する米国のワーキンググループのレポート[2]や，各施設で確立された手順[3]などが参考になる．患者へ検査の意義と採取法を説明し，手順に沿って実施する必要があり，幼児や理解力が低下している患者への実施は容易ではない．

　　喘息では一般に自発喀痰が採取しにくいため，超音波ネブライザーを用いて高張食塩水を吸入し，喀痰の排出を促す方法が広く行われている．この誘発喀痰は気管支洗浄液より濃縮された気道分泌物であり，健常者を含めほとんど喀痰症状のない患者からでも採取することが可能である．3%の高張食塩水の超音波ネブライザーを用いる方法が一般的であるが，気道の収縮反応を防止するという観点から等張食塩水を用いたり，β_2 刺激薬を添加したりする場合もある[3]．食塩水の濃度は細胞分画に影響を与えないとされている[4]．細胞診として定性的な観察を行うのみであれば，採取した喀痰を塗抹・固定し，染色・観察すればよいが，細胞数や細胞分画を検討するには，喀痰の均一化を行うためのプロセシングが必要になる．

A.　手順

　　気管支拡張薬の吸入後，12〜15 分間，高張食塩水の吸入を行いながら，なるべく間隔をあけて喀痰を採取する．唾液や鼻汁の混入を最小限にするため，患者はノーズクリップを装着し，上皮細胞の混入を減らすために喀出の前にあらかじめうがいをして唾液を吐き出してもらうとよい．採取した喀痰には粘液溶解剤であるジチオスレイトール（dithiothreitol）溶液を加えて，恒温槽で撹拌しながら均一化したあと，サイトスピン

を行ってスライドを作成し，ライトギムザ，Diff-Quick などの染色を行う．均一化した喀痰は遠心し，得られた上清は種々のバイオマーカーの測定に用いることができる．サイトスピン標本の顕微鏡観察では，口腔由来の扁平上皮細胞以外の有核細胞をカウントして好酸球の出現率を算出する．

B. 注意点

　実施に際しては気道収縮が誘発されることがあるため，中止基準を設定し，あらかじめピークフローや呼吸機能検査を確認しておくことが望ましい．喀痰の採取量が少ない場合や，採取から処理までの時間が長い，扁平上皮が 80 %以上になる場合など，不適とする検体基準を設定しておくことが望ましい．また，ネブライザーを利用した喀痰採取にはエアロゾルの発生を伴うため検体の取り扱いは COVID-19 や結核をはじめとした感染症への注意が必要である．検査担当者のトレーニングと，施設の基準に沿った感染防止策の実施が重要である．

3. 安定性・再現性

　サンプリングや手順が測定結果に影響しうるため，検査としての精度管理に注意する必要がある．同一プロトコルで行った喘息患者の喀痰中好酸球比率の再現性について，1 週間の間隔での一致性相関係数は 0.74（95 %信頼区間 0.59〜0.84）と報告されている[5]．

4. 交絡因子

　健常者では喀痰中に好酸球はほとんど検出されないが，好酸球比率は，0.2 %ほど女性のほうが有意に高いことが報告されている[6]．喘息患者ではアレルゲンを吸入すると時間単位で好酸球比率は変化しうる．喀痰中好酸球には日内変動もあることが示されており，朝に高く夕方に低いため，採取時間には注意が必要である[7]．喀痰中の好中球比率は年齢とともに上昇することや[3]，喘息患者の喫煙が好中球・好酸球比率に影響することが報告されている[8]．また，薬剤の影響を受け，吸入ステロイド薬や全身性ステロイド薬，抗 IL-5 抗体や抗 IL-5 受容体抗体は喀痰中好酸球比率を低下させるが，ロイコトリエン受容体拮抗薬の影響には一定した結果が得られていない．短時間・長時間作用性 β_2 刺激薬は影響を与えないとされる[2]．

5. 臨床運用の要点

　塗抹による喀痰細胞診では細胞分画の情報を得ることは難しいが，好酸球細胞質蛋白の galectin-10 が 10〜50 μm の針状に結晶化したシャルコー・ライデン結晶（Charcot-Leyden crystal），剥離した気道上皮の集塊であるクレオラ体（Creola body）やクルシュマンらせん体（Curschmann's spiral）はプロセシングした喀痰よりも観察しやすい．これらは喘息に特異的ではないが特徴的な気道炎症の傍証として有用で，喘息の補助診断に利用されてきた．

　健常者の喀痰中好酸球比率の平均は 0.4〜0.6 %程度である[6,9]ため，好酸球増多のカットオフ値は通常 2〜3 %とされる．喘息患者では健常者や喫煙者に比べて喀痰中好酸球比率が増加しており（図 1）[10]，その増加はタイプ 2 気道炎症の判定に重要である．

　プロセシングした喀痰上清を用いて，好酸球顆粒蛋白などの液性成分を測定する，または細胞成分を用いて細胞表面マーカーを検討するなど，様々な研究に活用されている．一方で，喀痰の解析では気道組織にと

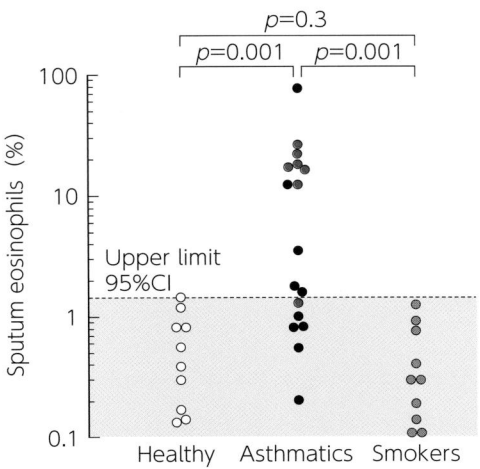

図1　喘息における喀痰中好酸球比率の増加
(Hunter CJ, et al. Chest 2002; 121: 1051-1057. [10] より引用)

どまっている好酸球や，気道内腔で崩壊した好酸球は同定できないことに留意する必要がある．喀痰中で細胞質や核の縮小といった形態学的にアポトーシスをきたしている好酸球は，重症喘息よりも軽症喘息で多くみられる [11]．また，好酸球の顆粒が形態を保って遊離する細胞死（cytolysis や ETosis と呼ばれる）の存在が知られており [12]，喀痰中に遊離した好酸性顆粒が多く観察される場合は好酸球性炎症と考えられ，喘息コントロールの悪化に伴って増加することが報告されている [13]．この好酸球の崩壊が原因となって好酸球性喘息の頻度が少なく見積もられている可能性も指摘されている [14]．

文献

1) Nagase H, et al. The roles of IL-5 and anti-IL-5 treatment in eosinophilic diseases: asthma, eosinophilic granulomatosis with polyangiitis, and eosinophilic chronic rhinosinusitis. Allergol Int 2020; **69**: 178-186.
2) Szefler SJ, et al. Asthma outcomes: biomarkers. J Allergy Clin Immunol 2012; **129** (3 Suppl): S9-S23.
3) Guiot J, et al. Methodology for sputum induction and laboratory processing. J Vis Exp 2017; **130**: 56612. doi: 10.3791/56612.
4) Bacci E, et al. Comparison between hypertonic and isotonic saline-induced sputum in the evaluation of airway inflammation in subjects with moderate asthma. Clin Exp Allergy 1996; **26**: 1395-1400.
5) Fahy JV, et al. Safety and reproducibility of sputum induction in asthmatic subjects in a multicenter study. Am J Respir Crit Care Med 2001; **163**: 1470-1475.
6) Belda J, et al. Induced sputum cell counts in healthy adults. Am J Respir Crit Care Med 2000; **161** (2 Pt 1): 475-478.
7) Durrington HJ, et al. Time of day affects eosinophil biomarkers in asthma: implications for diagnosis and treatment. Am J Respir Crit Care Med 2018; **198**: 1578-1581.
8) Chalmers GW, et al. Smoking and airway inflammation in patients with mild asthma. Chest 2001; **120**: 1917-1922.
9) Spanevello A, et al. Induced sputum cellularity: reference values and distribution in normal volunteers. Am J Respir Crit Care Med 2000; **162** (3 Pt 1): 1172-1174.
10) Hunter CJ, et al. A comparison of the validity of different diagnostic tests in adults with asthma. Chest 2002; **121**: 1051-1057.
11) Duncan CJ, et al. Reduced eosinophil apoptosis in induced sputum correlates with asthma severity. Eur Respir J 2003; **22**: 484-490.
12) Fukuchi M, et al. How to detect eosinophil ETosis (EETosis) and extracellular traps. Allergol Int 2021; **70**: 19-29.
13) de Groot LES, et al. Corticosteroid withdrawal-induced loss of control in mild to moderate asthma is independent of classic granulocyte activation. Chest 2020; **157**: 16-25.
14) Kjarsgaard M, et al. Underestimation of airway luminal eosinophilia by quantitative sputum cytometry. Allergy Asthma Clin Immunol 2021; **17**: 63.

E. 血清IgE, 特異的IgE, プリックテスト

1. 分子機序 (喘息病態との関連性)

IgE は免疫グロブリンのサブクラスのひとつであり，その分子量は 188 kDa と IgM に次いで大きい．抗原特異的 Th2 細胞が B 細胞の形質細胞への分化を促すとともに IgE 産生へのクラススイッチを促進し，分化した形質細胞から抗原特異的 IgE が産生される．IgE は他の免疫グロブリンと同様に Y 字型の 4 本鎖構造（軽鎖・重鎖の 2 つのポリペプチド鎖が 2 本ずつ）を持ち，Fab 領域と Fc 領域に分けられる（図 1）[1]．重鎖の定常領域（Cε）は四つのドメインから構成され，これらは可変領域に近いほうから Cε1〜4 と呼ばれ，IgE 受容体への結合には Cε3 ドメインが関与する．

IgE は高親和性 IgE 受容体（FcεRI）を介してマスト細胞や好塩基球の細胞表面に結合する．抗原が細胞表面の特異的 IgE に架橋すると細胞は速やかに脱顆粒を起こし，あらかじめ貯蔵されていたサイトカインや化学伝達物質が遊離され，これらが気道炎症，平滑筋収縮，血管透過性の亢進，粘液分泌などを引き起こし，喘息の病態形成に関与する．

小児・成人問わずアトピー素因（抗原感作）は喘息の発症に関与しており [2,3]，アトピー素因の存在は，本邦のガイドラインにおいて，喘息診断の目安のひとつとして掲げられている [4]．喘息患者において陽性率の高い特異的 IgE は年齢を問わずダニとスギである [5]．総 IgE レベルに関しては，小児では喘息の重症度に関連性があることが示されているが [6]，成人では重症度に相関は認められない [7,8]．一方，真菌に対する特異的 IgE 陽性の患者群では気道過敏性と気道炎症が亢進しており [9]，真菌感作は喘息の重症化と関連する [10]．また，抗 IgE 抗体療法が，従来の喘息治療に抵抗性を示すアトピー型の重症喘息患者に有効であることから，アトピー型喘息の重症化機序に IgE が関与していると考えられる．

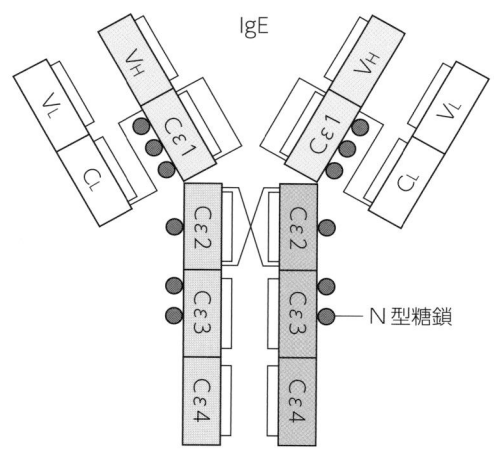

図1　IgE のドメイン構造
Ｖ：可変領域，Ｃ：定常領域，Ｌ：Ｌ鎖，Ｈ：Ｈ鎖，●：Ｎ型糖鎖
（Gould HJ, Sutton BJ. Nat Rev Immunol 2008; 8: 205-217. [1] より引用）

2．測定方法

　IgE の発見から 8 年後の 1974 年，当時のファルマシア社（現サーモフィッシャーダイアグノスティックス社）によって抗原特異的 IgE の測定が実用化された．以降，IgE の測定は長きにわたって RAST（radio-allergosorbent test）法で実施されてきた．RAST 法は，濾紙上で固相化されたアレルゲンに結合した特異的 IgE を，放射性アイソトープで標識した抗 IgE 抗体を用いて測定する方法である．現在では，放射性アイソトープの代わりに酵素活性を用いて測定が行われている．現在も通称としては RAST と呼ばれることも多いが，実際には RAST 法ではないことに留意する．

　抗原特異的 IgE の測定には，各項目を個別に選択する単項目測定法と固定された複数の項目を測定する多項目測定法がある．単項目測定法の代表的なものとしてイムノキャップ，アラスタット 3gAllergy（商品名：シーメンス・イムライズ　アラスタット IgE II　2000），オリトン IgE ケミファがあり，多項目測定法には View アレルギー 39，MAST36 アレルゲンがある．イムノキャップでは，アレルゲンの固相化されたスポンジ上でアレルゲン‐特異的 IgE 複合体が形成され，酵素標識抗 IgE によって抗原特異的 IgE を測定する（蛍光酵素免疫測定法：FEIA 法）．アラスタット 3gAllergy は，液相にて結合したビオチン化アレルゲンと抗原特異的 IgE の複合体をストレプトアビジン結合固相化ビーズに結合させ，化学発光酵素免疫測定法（CLEIA 法）を用いて測定する方法である．オリトン IgE ケミファでは，ビオチン化アレルゲンと抗原特異的 IgE の複合体が，多孔性ガラスフィルターに固相化された抗ビオチン抗体に結合し酵素免疫測定法（EIA 法）を用いて測定する．View アレルギー 39 は固定の 39 項目，MAST36 アレルゲンは固定の 36 項目の特異的 IgE を同時に測定することが可能であるが，半定量であり単項目測定法で得られた測定値とは直接比較はできない．多項目測定法はおもにスクリーニング検査としての有用性が高い．

　好塩基球と結合した抗原特異的 IgE が血中に存在することを示す検査としては，好塩基球ヒスタミン遊離試験（histamine release test：HRT）と好塩基球活性化試験（basophil activation test：BAT）の 2 つがある．抗原刺激によって，HRT では遊離したヒスタミンを測定し，BAT では好塩基球表面上の活性化マーカー（CD63 および CD203c）を測定する．これらの検査は，実際のアレルギー反応をより正確にとらえている可能性が高いが，末梢血中の好塩基球と実際に症状を起こしている局所のマスト細胞または好塩基球とでは，そのアレルゲンに対する反応性は異なる可能性があることに留意する．なお，HRT は現在検査受注が停止しており，BAT は保険未収載である．

　即時型アレルギー素因を調べる方法として，特異的 IgE の測定以外に皮膚テストが存在する．皮膚テストにはプリックテスト，スクラッチテスト，皮内テストがある．プリックテストは，プリック専用針でアレルゲンを少量皮膚に入れ，15〜20 分後に出現した膨疹径を測定する．膨疹径が 3 mm 以上，または陽性コントロールの膨疹の半分以上の反応を陽性とする．紅斑のみが誘発される場合は，紅斑径によって評価する．スクラッチテストや皮内テストは，臨床症状を有しているがプリックテストが陰性の場合に実施を検討する．皮内テストは，アレルゲン免疫療法導入時における閾値検査目的にも実施される．通常，本邦では特異的 IgE の測定が行われているが，諸外国では現在も多くの国で皮膚テストが利用されている．

3．安定性・再現性

　国際規格「ISO 15189（臨床検査室-品質と能力に関する特定要求事項）」に基づき実施された多施設共同研究によって，イムノキャップは施設内再現性（複数の抗原特異的 IgE）について，同一施設で同一サンプルを 10 回測定したときにバラツキ（変動係数：CV）が少ないこと，および施設間再現性（同一サンプルを 20 回または 10 回測定して得られた全 25 施設の CV の平均が低いこと）が証明されている [11]．いずれの結果も，米国臨床

検査標準委員会が示す，自動分析による血液由来成分結果の上限（CV＝10％）を満たしていた．アラスタット に関しても，喘息の代表的吸入抗原であるヤケヒョウヒダニに対する特異的 IgE の高い再現性が確認されて いる[12]．イムノキャップとアラスタット 3g との相関性について 28 種のアレルゲンを用いて検討され，すべて のアレルゲンにおいて相関係数 0.7 以上と有意な相関性が示されたが，その相関係数から，一方のキット測定 値をもう一方の測定値に読み替えることは困難であることがわかった．多項目測定法の View アレルギー 39 と MAST36 アレルゲンに関しても単項目測定法と同様にそれぞれに高い再現性が示されているが，View ア レルギー 39 のほうが再現性および精密性に優れているとの報告もある[13]．

　一方，皮膚テストに関しては，安定性・再現性が高いとはいえない．手技や検査部位による変動があり， 皮膚疾患や皮膚の状態によっても結果が異なる可能性もある．機械性蕁麻疹がある場合やプリック専用針を 強く刺し過ぎている場合は偽陽性を生じやすい[14]．抗ヒスタミン薬や全身性ステロイド薬を使用している場 合，穿刺からの観察時間が短すぎる場合や長すぎる場合，プリック専用針の刺し方が弱すぎる場合，同じ部 位に頻回に検査している場合，検査部位が手首に近すぎる場合，などは偽陰性を生じやすい[14]．

4. 交絡因子

　実臨床で交絡因子になりうるものとして，皮膚テストにより判定される抗原感作の場合，喘息以外のアレ ルギー疾患（アレルギー性鼻炎やアトピー性皮膚炎）や家族歴があげられ，特異的 IgE により判定される抗原 感作の場合は，上記に加え総 IgE 値があげられる．

5. 臨床運用の要点

　喘息診療において，アレルゲン感作を調べる目的として，①喘息の補助診断，②抗原回避の有用性を検討 する，③喘息重症化の原因を検討する（アレルギー性気管支肺アスペルギルス症の診断を目的としたアスペル ギルス特異的 IgE の測定など），④アレルゲン免疫療法の適応を考える，⑤抗 IgE 抗体療法の適応を考える， などがあげられる．具体的には，単項目測定の場合，表 1 の項目を測定することが推奨されている[15]．

　一般臨床において，最も高頻度に実施されるアレルギー検査は抗原特異的 IgE の測定である．現在，単項

表 1　喘息を疑う患者に対して測定することが望まれるアレルゲン特異的 IgE 抗体

タイプ	主要アレルゲン	追加候補アレルゲン
ダニ	ヤケヒョウヒダニ	コナヒョウヒダニ
花粉	スギ カモガヤ ブタクサ ヨモギ	ヒノキ ハンノキ ギョウギシバ オオアワガエリ
真菌	アスペルギルス アルテルナリア トリコフィトン	ペニシリウム カンジダ
動物*	イヌ ネコ	ウサギ げっ歯類
その他	ゴキブリ ガ	ユスリカ

*：飼育しているペットが最も重要
（一般社団法人日本喘息学会．喘息診療実践ガイドライン 2022，協和企画，p.11［表 3-1］，2022.[15] よ り許諾を得て転載）

表2 抗原特異的 IgE 抗体の抗体価とクラス分類の例

クラス	抗体価（Uₐ/mL）	判定
0	0.35 未満	陰性
1	0.35〜0.69	弱陽性
2	0.70〜3.49	陽性
3	3.50〜17.4	
4	17.5〜49.9	
5	50.0〜99.9	
6	100 以上	

目測定法では約 200 種類の抗原に対する特異的 IgE の測定が可能であり，保険診療では同時に 13 項目まで測定できる．特異的 IgE 検査の検査結果は，多くの場合，特異的 IgE の抗体価がクラス 0〜6 といった 7 段階で表示される（表2）．一般的には，クラス 0 を陰性，クラス 1 を弱陽性，クラス 2 以上を陽性と判定する．クラスが高いほうが IgE の量が多いことを示す．小児の食物アレルギー領域では，特異的 IgE 抗体価と誘発症状発現の“確率”との関係がプロバビリティーカーブとして示されているが，喘息の場合は抗体価やクラスが高いからといって必ずしも喘息症状を伴うわけではない．

　抗原特異的 IgE とアレルギー症状の関連においては交差反応が生じうる．特異的 IgE と反応し，アレルゲン活性を有する蛋白質のことをアレルゲンコンポーネントと呼ぶ．アミノ酸配列の相同性が高く同一ホモログに分類されるアレルゲンコンポーネントが異なる蛋白質に存在し，その両者に特異的 IgE が結合することを交差抗原性と呼び，交差抗原性によって生じる反応を交差反応と呼ぶ．交差反応は，喘息診療において特異的 IgE を測定し臨床応用する場合に影響を受けることは少ないが，食物アレルギーやアレルギー性皮膚疾患では病態形成において重要な役割を果たしている．

文献

1) Gould HJ, Sutton BJ. IgE in allergy and asthma today. Nat Rev Immunol 2008; **8**: 205-217.
2) Lau S, et al. Early exposure to house-dust mite and cat allergens and development of childhood asthma: a cohort study. Multicentre Allergy Study Group. Lancet 2000; **356**: 1392-1397.
3) Jaakkola MS, et al. Are atopy and specific IgE to mites and molds important for adult asthma? J Allergy Clin Immunol 2006; **117**: 642-648.
4) 一般社団法人日本アレルギー学会喘息ガイドライン専門部会（監修）．喘息予防・管理ガイドライン 2021，協和企画，2021.
5) 足立　満ほか．成人気管支喘息における感作アレルゲンの全国調査．アレルギー・免疫 2006; **13**: 548-554.
6) Siroux V, et al. Relationships of allergic sensitization, total immunoglobulin E and blood eosinophils to asthma severity in children of the EGEA Study. Clin Exp Allergy 2003; **33**: 746-751.
7) Moore WC, et al. Characterization of the severe asthma phenotype by the National Heart, Lung, and Blood Institute's Severe Asthma Research Program. J Allergy Clin Immunol 2007; **119**: 405-413.
8) The ENFUMOSA cross-sectional European multicentre study of the clinical phenotype of chronic severe asthma. European Network for Understanding Mechanisms of Severe Asthma. Eur Respir J 2003; **22**: 470-477.
9) Patelis A, et al. Aeroallergen and food IgE sensitization and local and systemic inflammation in asthma. Allergy 2014; **69**: 380-387.
10) Tanaka A, et al. Longitudinal increase in total IgE levels in patients with adult asthma: an association with poor asthma control. Respir Res 2014; **15**: 144.
11) Lambert C, et al. The importance of EN ISO 15189 accreditation of allergen-specific IgE determination for reliable in vitro allergy diagnosis. Allergy 2015; **70**: 180-186.
12) 保田奈緒美ほか．特異的 IgE 抗体測定試薬アラスタット 3gAllergy の性能評価とイムノキャップ®法との比較．臨床医学 2015; **64**: 727-736.
13) 中島あつ子ほか．特異的 IgE 抗体検査キット MAST III と View アレルギーにおける基礎的性能の比較検討および評価．臨床医学 2016; **65**: 557-564.
14) 一般社団法人日本アレルギー学会．皮膚テストの手引き，2021
15) 一般社団法人日本喘息学会．喘息診療実践ガイドライン 2022，協和企画，2022

2・タイプ2炎症とバイオマーカー

F.　上気道のタイプ2炎症のバイオマーカー

　上気道のタイプ2炎症としては成人発症型の好酸球性重症喘息と合併する頻度が高い好酸球性副鼻腔炎がまず想起される[1]. タイプ2炎症においては獲得免疫と自然免疫の双方が病態にかかわるが，好酸球性副鼻腔炎においては自然免疫のかかわりが深いと考えられる. 一方，獲得免疫が主体であるアレルギー性鼻炎でも特に感作から発症にかけての自然免疫の関与が示唆されており，鼻アレルギー診療ガイドラインにおいてもILC2が関与することが記載されている（図1）[2]. いずれの疾患も喘息とのかかわりが深いことが知られ，one airway, one disease と称されることもある[3]. 上気道に特異的な鼻汁中好酸球数や鼻腔呼気NOなどが病態の把握に有用であるが，全身性のバイオマーカーを含め，上気道および下気道全体の炎症を意識して管理することが重要である.

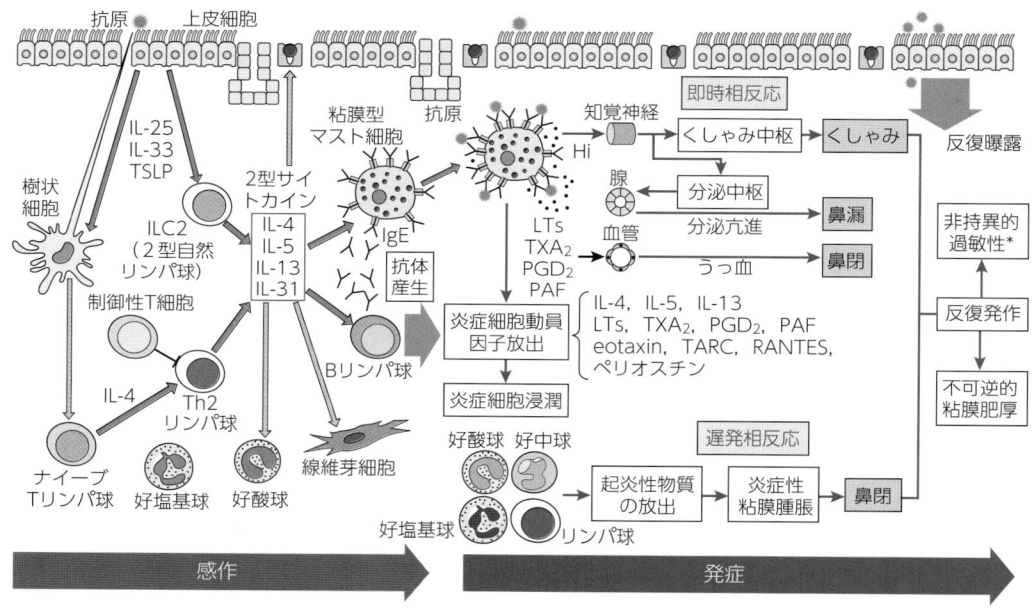

図1　アレルギー性鼻炎の症状発現メカニズム

　Hi：ヒスタミン，LTs：ロイコトリエン，TXA_2：トロンボキサンA_2，PGD_2：プロスタグランジンD_2，PAF：血小板活性化因子，IL：インターロイキン，TARC：thymus and activation-regulated chemokine，RANTES：regulated upon activation normal T expressed, and presumably secreted，TSLP：thymic stromal lymphopoietin

　＊アレルギー反応の結果，起こると推定される.

　（Licona-Limon P, et al. Nat Immunol 2013; 14: 536-542 などを参照し作成）

　（日本耳鼻咽喉科免疫アレルギー感染症学会. 鼻アレルギー診療ガイドライン 2020 年版[2] より許諾を得て転載）

1. FeNO と鼻腔呼気 NO

　NO は喘息の診断・管理や予後予測のバイオマーカーとして簡便かつ有用な検査である．NO は生理活性を持つガス分子で，喘息で臨床応用されているように気道炎症の重要な指標であるが，一方で気道上皮の保護や恒常性維持の役割についても報告されている[4]．特に，正常な副鼻腔粘膜は高濃度の NO を産生し，①線毛運動の活性化によるクリアランスの維持，②殺菌作用，抗ウイルス作用，③鼻呼吸により肺に到達し肺血管抵抗を減少，といった気道・肺に対する保護的な役割があると考えられている[5,6]．鼻腔呼気 NO は肺から呼出した呼気が鼻腔を通過して排泄されるので，鼻呼気 NO から FeNO を差し引いて求められる．通常，アレルギー性鼻炎では鼻腔呼気 NO が上昇するが，副鼻腔炎では低下することが多い．また治療によりアレルギー性鼻炎では鼻腔呼気 NO は低下するが，副鼻腔炎では特に，手術で副鼻腔を広く開放する場合には，鼻からの NO 排泄量が増加するため鼻腔呼気 NO は上昇することが報告されている[7]．好酸球性副鼻腔炎にアレルギー性鼻炎が合併する症例では，鼻腔呼気 NO が上昇する側面と鼻茸の充満で低下する側面があり，前述した手術の影響も加わることから，実臨床における鼻腔呼気 NO の評価は非常に困難である．

　一方で FeNO は喘息だけではなく，好酸球性副鼻腔炎においても有用なバイオマーカーである．FeNO は喘息非合併の好酸球性副鼻腔炎でも上昇し，喘息合併好酸球性副鼻腔炎では非常に高値となる．また，FeNO は副鼻腔 CT スコアと有意な相関を示すことが報告されている（図 2）[8]．実際，FeNO が高値である喘息患者では少なからず副鼻腔炎の合併を認め，喘息が安定しているにもかかわらず FeNO の上昇が持続する症例では鼻・副鼻腔炎の合併を念頭に置く必要がある[9]．鼻炎や副鼻腔炎を有する患者では，喘息診断の有無にかかわらず下気道にリンパ球や好酸球などの炎症細胞浸潤が認められており，FeNO はこの気道炎症を鋭敏に反映していると考えられる．

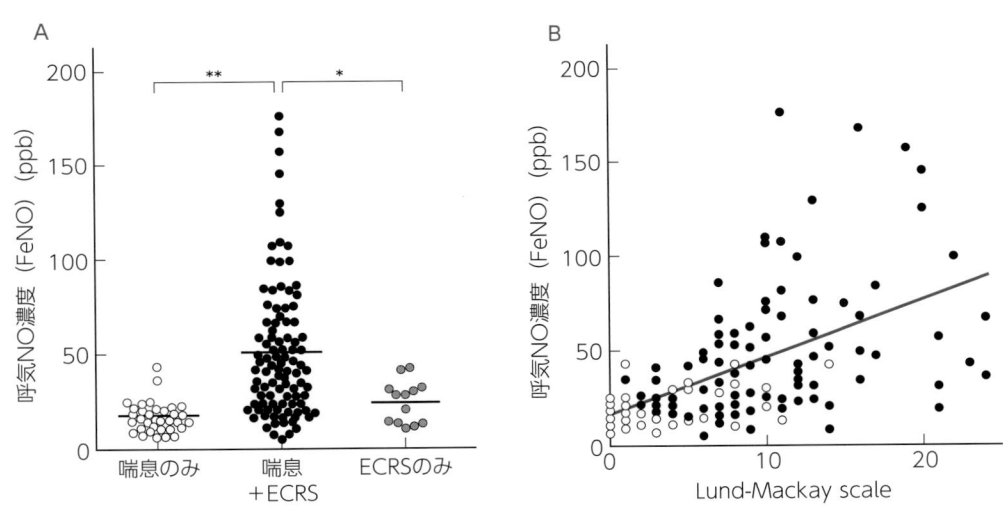

図 2　呼気 NO 濃度（FeNO）と上下気道の炎症
　A：喘息非合併の好酸球性副鼻腔炎でも FeNO は上昇している．好酸球性副鼻腔炎と喘息合併症例ではさらに FeNO が高くなる．ECRS：好酸球性副鼻腔炎（eosinophilic chronic rhinosinusitis）
　B：FeNO と副鼻腔 CT は相関する．Lund-Mackay scale は副鼻腔炎の画像を数値化したものであり，5つの副鼻腔と中鼻道に開く自然口の閉塞に関して左右別々に評価し（一側について 0〜12 点），合算する．
（B：Kobayashi Y, et al. J Asthma 2015; 52: 1060-1064.[8] より引用）

2. 鼻汁中好酸球，組織中好酸球

　　喀痰中好酸球数は喘息の気道炎症をよく反映するが，好酸球性副鼻腔炎における鼻汁中好酸球の診断的意義は乏しい．一方で，アレルギー性鼻炎では，鼻汁中好酸球の測定が有用で診断的な意義も大きい．綿棒などで採取した鼻汁をプレパラートに塗布するだけなので簡便かつ非侵襲的な検査である．自施設で好酸球を染色して検鏡すれば短時間での判定も可能である．

　　好酸球性副鼻腔炎の確定診断には鼻茸や副鼻腔粘膜の組織中好酸球の評価が必須である．好酸球性副鼻腔炎の診断基準である JESREC スコア[10~12] では，表 1 に示すようにスクリーニング診断に血中好酸球比率，副鼻腔 CT，鼻腔所見が求められている．確定診断には手術などの方法で採取した組織中に好酸球が確認されることが必要で，400 倍視野あたり 70 個以上の好酸球浸潤を認めることで診断が確定する．好酸球性副鼻腔炎の指定難病申請を行う際にも必須の所見である．

表 1　JESREC スコア

項目	スコア
病側：両側	3 点
鼻茸あり	2 点
篩骨洞陰影 / 上顎洞陰影　≧ 1	2 点
血中好酸球（%） 　2 <　≦ 5% 　5 <　≦ 10% 　10% <	 4 点 8 点 10 点
スコアの合計：11 点を好酸球性副鼻腔炎とする． 確定診断は，組織中好酸球数：70 個以上． 確定診断には組織中の好酸球浸潤の確認が求められる．	

（藤枝重治ほか．アレルギー 2015; 64: 38-45.[11] より許諾を得て転載）

文献

1) Fujieda S, et al. Eosinophilic chronic rhinosinusitis. Allergol Int 2019; **68**: 403-412.
2) 日本耳鼻咽喉科免疫アレルギー感染症学会．鼻アレルギー診療ガイドライン 2020 年版
3) Bousquet J, et al. Next-generation Allergic Rhinitis and Its Impact on Asthma (ARIA) guidelines for allergic rhinitis based on Grading of Recommendations Assessment, Development and Evaluation (GRADE) and real-world evidence. J Allergy Clin Immunol 2020; **145**: 70-80.
4) 竹本浩太ほか．一酸化窒素（NO）の産生・代償機構からみた鼻副鼻腔炎症．耳鼻免疫アレルギー 2019; **37**: 233-239.
5) Lundberg JON, Weitzberg E. Nasal nitric oxide in man. Thorax 1999; **54**: 947-952.
6) Scadding G, Scadding GK. Update on the use of nitric oxide as a non-invasive measure of airways inflammation. Rhinology 2009; **47**: 115-120.
7) 竹野幸夫，平川勝洋．一酸化窒素（NO）と副鼻腔炎病態．耳鼻免疫アレルギー 2013; **31**: 225-229.
8) Kobayashi Y, et al. Residual exhaled nitric oxide elevation in asthmatics is associated with eosinophilic chronic rhinosinusitis. J Asthma 2015; **52**: 1060-1064.
9) 朝子幹也ほか．好酸球性副鼻腔炎における包括的気道炎症制御—Airway Medicine について．耳鼻臨床 2020; **113**: 135-144.
10) Tokunaga T, et al. Novel scoring system and algorithm for classifying chronic rhinosinusitis: the JESREC Study. Allergy 2015; **70**: 995-1003.
11) 藤枝重治ほか．好酸球性副鼻腔炎（JESREC Study）．アレルギー 2015; **64**: 38-45.
12) Yoshimura K, et al. Clinical epidemiological study of 553 patients with chronic rhinosinusitis in Japan. Allergol Int 2011; **60**: 491-496.

G.　その他のタイプ2炎症バイオマーカー

1. 気管支粘膜生検と気管支肺胞洗浄液

　　気管支鏡を用いた気管支粘膜生検や気管支肺胞洗浄（bronchoalveolar lavage：BAL）は，気道炎症の表現型や気道リモデリングの評価において最も信頼できる方法である．ただし，気道壁にどの程度の好酸球浸潤があれば，好酸球性または，タイプ2炎症と判定できるのか明確な基準は存在していない．これまでの検討では，好酸球性炎症を伴う喘息患者の気道壁における好酸球数の平均は $20/mm^2$（四分位数範囲 IQR：16〜31 好酸球$/mm^2$）と報告されている[1]．また，喀痰中好酸球数2%以上によって定義された好酸球性喘息患者における BAL 液中の好酸球数は 2.0%（幾何平均：0.2）であり，気管支粘膜生検における組織中の好酸球数の平均は $23/mm^2$（四分位範囲距離：29 好酸球$/mm^2$）であったと報告されている[2]．ただし，気管支粘膜生検や BAL を喘息診療におけるタイプ2炎症バイオマーカーとして使用することは，侵襲性や医療コストの問題から日常的には行われない．これらの検査には，細胞数や細胞分画以外にも，微生物学的検査や病理検査などが含まれるため，他疾患との鑑別を要する場合には考慮する必要がある．

2. その他の血液バイオマーカー

　　気管支上皮細胞を用いたゲノムワイド遺伝子発現解析において，気道の遺伝子発現パターンにはタイプ2炎症に合致する T2-high，および T2-low の2つのサブセットがあることが確認され，T2-high 群に特徴的な遺伝子は IL-13 によって誘導される遺伝子であったことが報告されている[3]．実際，前者のサブセットでは，後者に比べ，組織中の IL-13 遺伝子の発現レベルが高いが[3]，両者における血清 IL-13 レベルには違いがみられない[4]．このことから，T2-high の気道炎症を示すエンドタイプを同定するため，血清 IL-13 に代わるバイオマーカーが検討されてきた．呼気 NO や血清総 IgE 値，血清 TARC 値などは実臨床で有用なバイオマーカーであるが，その他の血液バイオマーカーについても研究が進められている．

A. ペリオスチン (Periostin)

　　血中ペリオスチンは，タイプ2炎症バイオマーカーのひとつとして，これまでに多くの検討が行われている．ペリオスチンは，ファシクリンファミリーに属する分子量約9万の細胞外マトリックス蛋白質である．喘息における気道粘膜下線維化の構成成分のひとつであり，好酸球性炎症や粘液制御においても役割を果たしている[5,6]．ペリオスチンは，主に線維芽細胞と気道上皮細胞において産生され，IL-4，IL-13，TGF-β によって産生が亢進する[6]．気管支粘膜生検組織中の好酸球数が $\geqq 22\,cells/mm^2$ または喀痰中好酸球$\geqq 3\%$で定義した好酸球性気道炎症を予測するのに，FeNO や血中好酸球，血清 IgE と比較しても血中ペリオスチンが優れていたとの報告がある[7]．しかし，喀痰中好酸球$\geqq 3\%$以上で定義した好酸球性喘息と非好酸球性喘息を区別するのに，FeNO や血中好酸球が有用であったにもかかわらず血中ペリオスチン値は有用でなかったとする報告もあり，気道炎症の質的診断における意義は現時点で定まってない[8]．

　　抗 IL-13 中和抗体であるレブリキズマブの第 II 相試験では，低ペリオスチン群に比べて，高ペリオスチン群で FEV_1 の改善に優れた効果を示したが，ACQ-5 スコアや増悪率には有効性が示されなかった[9]．その後の

第Ⅱb相試験では，レブリキズマブは，ペリオスチン高値群の呼吸機能を改善することに加え，増悪率を低下させたが，第Ⅲ相試験で，好酸球高値またはペリオスチン高値と定義された患者群において，増悪率の低下がLAVOLTA Ⅰ試験では示されたものの，LAVOLTA Ⅱ試験では統計的有意に達しなかった[10]．別の抗IL-13抗体であるトラロキヌマブの第Ⅱb相試験でも，高ペリオスチン群での増悪率ならびにACQ-6/AQLQ スコアの改善が確認されなかった．このように，血中ペリオスチンはIL-4/IL-13を標的とする治療における効果予測のバイオマーカーとして期待されたが，いまだ実現していない[6,11]．現在，血中ペリオスチン値の測定は研究目的に限られており，基準となるcut off 値は定まっていない．なお血中ペリオスチン値は年齢とともに変化し，特に小児では骨の成長と代謝の影響を受ける可能性が指摘されている[12]．

B. Dipeptidyl peptidase-4 (DPP-4)

DPP-4 は110 kDa の糖化蛋白で，アデノシンデアミナーゼ蛋白質複合体としても知られている．セリンエキソペプチダーゼでポリペプチドのN末端からX-プロリンジペプチドを切断する．腎臓，肝臓，肺，消化管の上皮および内皮に恒常的に発現しており，グルコース代謝や免疫調節，シグナル伝達，アポトーシスなど多彩な作用が知られている．DDP-4 はその酵素活性により，インクレチンやグルカゴン様ペプチド-1（glucagon-like peptide-1：GLP-1，gastric inhibitory polypeptide：GIP）を不活性化することで，グルコース代謝に関係することが知られている[13]．喘息やアレルギー性炎症においては，DDP-4 がIL-4/IL-13により誘導されることが多くの研究モデルで示されている[14]．喘息患者の気道でのDPP-4 遺伝子の発現は，IL-13 遺伝子と相関することが報告されており，また，いくつかの小規模な研究においては喘息患者で血清DPP-4 濃度が高いことが示されている[15]．前述の抗IL-13 抗体であるトラロキヌマブの臨床試験で，DPP-4 高値はFEV$_1$およびACQ6/AQLQ スコアの改善を予測したことが報告されている．しかし，血中ペリオスチンと同様に，血中DPP-4 の測定は，現在のところ研究目的に限定される．

C. 呼気濃縮液 (exhaled breath condensate：EBC)

呼気中には乱流でエアロゾル化される気道被覆液の成分が含まれる．EBC は呼気中の水蒸気や霧状粒子を急速に冷却することで採取される気道由来のサンプルである．EBC には，pH，酸化ストレスのマーカー（過酸化水素など），サイトカイン，ケモカイン，脂質メディエーター，マイクロRNA など，多種類の分子を同時に測定できる長所があるが，検体量が少なく含有物の濃度が低いことや測定の再現性などに課題があり，現在は研究段階にある．臨床応用のためには解析方法の標準化や測定項目の基準値を確立することも必要である．喘息やタイプ2 炎症の評価における有用性については，EBC 中のIL-4，IL-5，IL-13，RANTES，IP-10，システィニルロイコトリエン，NO やその代謝産物，などで検討が進められている[16〜18]．

文献

1) Wenzel SE, et al. Evidence that severe asthma can be divided pathologically into two inflammatory subtypes with distinct physiologic and clinical characteristics. Am J Respir Crit Care Med 1999; **160**: 1001-1008.
2) Berry M, et al. Pathological features and inhaled corticosteroid response of eosinophilic and non-eosinophilic asthma. Thorax 2007; **62**: 1043-1049.
3) Woodruff PG, et al. T-helper type 2-driven inflammation defines major subphenotypes of asthma. Am J Respir Crit Care Med 2009; **180**: 388-395.
4) St Ledger K, et al. Analytical validation of a highly sensitive microparticle-based immunoassay for the quantitation of IL-13 in human serum using the Erenna immunoassay system. J Immunol Methods 2009; **350**: 161-170.
5) Woodruff PG, et al. Genome-wide profiling identifies epithelial cell genes associated with asthma and with treatment response to corticosteroids. Proc Natl Acad Sci USA 2007; **104**: 15858-15863.
6) Takayama G, et al. Periostin: a novel component of subepithelial fibrosis of bronchial asthma downstream of IL-4 and IL-13 signals. J Allergy Clin Immunol 2006; **118**: 98-104.
7) Jia G, et al. Periostin is a systemic biomarker of eosinophilic airway inflammation in asthmatic patients. J Allergy Clin Immunol 2012; **130**: 647-654.
8) Wagener AH, et al. External validation of blood eosinophils, FE (NO) and serum periostin as surrogates for sputum

eosinophils in asthma. Thorax 2015; **70**: 115-120.

9) Corren J, et al. Lebrikizumab treatment in adults with asthma. N Engl J Med 2011; **365**: 1088-1098.

10) Brightling CE, et al. Efficacy and safety of tralokinumab in patients with severe uncontrolled asthma: a randomised, double-blind, placebo-controlled, phase 2b trial. Lancet Respir Med 2015; **3**: 692-701.

11) Nagasaki T, et al; KiHAC Respiratory Medicine Group. Utility of serum periostin in combination with exhaled nitric oxide in the management of asthma. Allergol Int 2017; **66**: 404-410.

12) Fujitani H, et al. Age-related changes in serum periostin level in allergic and non-allergic children. Allergol Int 2019; **68**: 285-286.

13) Lambeir AM, et al. Dipeptidyl-peptidase IV from bench to bedside: an update on structural properties, functions, and clinical aspects of the enzyme DPP IV. Crit Rev Clin Lab Sci 2003; **40**: 209-294.

14) Shiobara T, et al. Dipeptidyl peptidase-4 is highly expressed in bronchial epithelial cells of untreated asthma and it increases cell proliferation along with fibronectin production in airway constitutive cells. Respir Res 2016; **17**: 28.

15) Ranade K, et al. Dipeptidyl peptidase-4 (DPP-4) is a novel predictive biomarker for the investigational anti-IL-13 targeted therapy tralokinumab. Am J Respir Crit Care Med 2016; **193**: A4332.

16) Horváth I, et al. A European Respiratory Society technical standard: exhaled biomarkers in lung disease. Eur Respir J 2017; **49**: 1600965.

17) Uchida Y, et al. Implications of prostaglandin D2 and leukotrienes in exhaled breath condensates of asthma. Ann Allergy Asthma Immunol 2019; **123**: 81-88.

18) Matsunaga K, et al. Airway cytokine expression measured by means of protein array in exhaled breath condensate: correlation with physiologic properties in asthmatic patients. J Allergy Clin Immunol 2006; **118**: 84-90.

2 ・ タイプ 2 炎症とバイオマーカー

第 3 章
タイプ 2 炎症評価の意義と結果の解釈

1 喘息（重症喘息を除く）

A. 総論

ポイント

● FeNO，血中好酸球数，血清 IgE はいずれも喘息の補助診断に有用である．

● 未治療患者において FeNO や血中・喀痰中好酸球は吸入ステロイド薬の効果予測に有用であるが，既治療患者の薬剤用量調節において確実な目安となるマーカーは確立していない．

● 特異的 IgE の測定はアトピー型/非アトピー型の判定に用いられ，環境整備への配慮やアレルゲン免疫療法の適応につながる．

● 喀痰好酸球のモニタリングとしての有用性は比較的高い．FeNO，血中好酸球数およびそれらの組み合わせが増悪や呼吸機能低下の予測に有用であることが示されている．

喘息患者の多くがタイプ 2 炎症を有し，種々のタイプ 2 炎症バイオマーカーのなかでも，臨床的には血中好酸球数，FeNO，血清 IgE が多く用いられている．多くの患者に吸入ステロイド薬を中心とした治療が導入されており，未治療と治療中の患者では参照値を別々に考える必要がある．本項では，軽症から中等症の喘息におけるタイプ 2 炎症バイオマーカーの病態，診断，治療選択，モニタリングにおける役割と意義について解説する．

1. 疫学と病態

喘息は慢性気道炎症性疾患であり，3 億〜4 億人が罹患し[1]，小児の慢性疾患のなかでは最も多い疾患である[2]．本邦における 2003 年の厚生労働省保健福祉動向調査（全国調査）における「呼吸器のアレルギー様症状」に関する報告では，喘息（疑い例を含む）の有症率は約 7.5％となっている[3]．中等症までの頻度をみると，オランダの大規模コホート研究では，吸入ステロイド薬を 1 回以上処方された患者のうち重症喘息の定義を満たさない軽症から中等症の患者が 96.4％を占めていた[4]．また，日本の KEIFU study では，17 歳以上で年間 4 回以上の吸入ステロイド薬を含む治療を継続している喘息患者において，軽症および中等症患者の割合は 92.2％であったと報告されている[5]．未治療もしくは治療を継続していない患者を含めると，さらに喘息患者の多くは軽症から中等症に分類され，中用量までの吸入ステロイド薬を含む吸入薬の継続で喘息のコントロールが期待できる．

2．喘息におけるタイプ2炎症の病態

　喘息とそれに伴うタイプ2炎症は，喘息患者の多くに認められ[6]，日本人重症喘息では80％以上がタイプ2炎症を発現している[7]．タイプ2炎症には，Th2細胞を中心に好酸球，B細胞，肥満細胞などが関連する獲得免疫と2型自然リンパ球（ILC2）を中心とした自然免疫が関与する（1章 図1参照）．Th2細胞やILC2は，様々なサイトカインを産生し，IL-4/IL-13は，粘液産生，気道平滑筋の収縮と増殖，上皮バリア機能低下，肺への好酸球流入やIgE産生などに関与する．また，喘息気道では，2章図1Bに示すようにSTAT-6を介し誘導型NO合成酵素の発現を誘導し，気道上皮からNOが産生される．IL-5は，好酸球の分化，成熟，活性化，および生存延長に関与している．また，IgEは，肥満細胞や好塩基球の脱顆粒を促進し，喘息におけるアレルギー反応の発現を惹起する．FeNO，血清IgE，血中および喀痰中の好酸球など，2型サイトカインの下流にあるバイオマーカーの上昇は，タイプ2炎症が関与する喘息の病態生理と密接に関連している[8]．

3．タイプ2炎症バイオマーカーの種類と意義

　血中好酸球数，FeNO，血清IgEは喘息管理における代表的な臨床バイオマーカーである．自発喀痰または高張食塩水を用いた誘発喀痰も有用である．気管支鏡による気道粘膜生検や気管支肺胞洗浄は信頼度が高いが侵襲性もあるため実臨床ではあまり用いられない．

　バイオマーカーの測定意義として，診断，病態の評価，治療選択，モニタリング，予後予測などがあげられる（表1）．タイプ2炎症バイオマーカーの評価では，喘息における慢性炎症の複雑な病態に加え，併存するアレルギー疾患（アレルギー性鼻炎，好酸球性鼻副鼻腔炎，アトピー性皮膚炎など）の影響が関与している点にも留意が必要である．

表1　軽症から中等症喘息における各種バイオマーカーの有用性

バイオマーカー	診断（閾値）	吸入ステロイド薬の効果予測	治療薬の調節	増悪予測
血中好酸球数[*1]	○（≧ 220/μL）	○	△	△ *4
呼気NO濃度（FeNO）	○（≧ 22 ppb）	○	△	△ *4
血清総IgE	△（成人）	○（小児）	NA	NA
喀痰中好酸球比率[*2]	○（＞2〜3％）	○	△	
アレルゲン特異IgE[*3]	○（陽性）	○（小児）	NA	環境曝露で重要

*1：血中好酸球数は変動が大きく，薬剤や合併疾患の影響を受ける可能性に注意する
*2：喀痰中好酸球比率（≧3％）は血中好酸球数に比べて気道炎症マーカーとして精度が高く，増悪リスクの予測につながる
*3：アレルゲン特異IgEの同定は環境整備への配慮や免疫療法の適応につながる
*4：血中好酸球数とFeNOがともに高値であれば増悪リスクが高まることが示されている
NA：Not Available

文献

1) To T, et al. Global asthma prevalence in adults: findings from the cross-sectional world health survey. BMC Public Health 2012; **12**: 204.
2) World Health Organisation. Asthma. https://www.who.int/en/news-room/fact-sheets/detail/asthma（Accessed January 15, 2022）
3) 厚生労働省．平成15年保健福祉動向調査の概況．アレルギー様症状．
https://www.mhlw.go.jp/toukei/saikin/hw/hftyosa/hftyosa03/

3・タイプ2炎症評価の意義と結果の解釈

4) Hekking PP. The prevalence of severe refractory asthma. J Allergy Clin Immunol 2015; **135**: 896-890.

5) Nagase H, et al. Prevalence, disease burden, and treatment reality of patients with severe, uncontrolled asthma in Japan. Allergol Int 2020; **69**: 53-60.

6) Busse WW, et al. Understanding the key issues in the treatment of uncontrolled persistent asthma with type 2 inflammation. Eur Respir J 2021; **58**: 2003393.

7) Nagase H. Severe asthma in Japan. Allergol Int 2019; **68**: 167-171.

8) Kim MA, et al. Adult asthma biomarkers. Curr Opin Allergy Clin Immunol 2014; **14**: 49-54.

B. 診断における意義

　2型サイトカインは喘息患者の気道・肺において高濃度で発現しており[1]，タイプ2炎症バイオマーカーの測定は喘息の診断補助に有効であるだけではなく，炎症表現型の評価にも有用である．『喘息予防・管理ガイドライン2021』には喘息診断の目安として6項目があげられている．このうち，①発作性の呼吸困難，喘鳴，胸苦しさ，咳（夜間・早朝に出現しやすい）の反復，②変動性・可逆性の気流制限，③気道過敏性の亢進，④他疾患の除外が重要であるが，⑤気道炎症の存在，特に好酸球性の場合は診断的価値が高く，⑥アトピー素因の存在は喘息の診断を支持する．したがって，好酸球性気道炎症の存在は喘息診断において重要な情報である．好酸球性気道炎症の存在は，気道局所の粘膜生検や喀痰中好酸球増多で確認することが理想的ではあるが，前者は侵襲性の面から，後者は処理や細胞数計測が繁雑であることから，実臨床では活用しにくい．そのため喀痰中好酸球数の代替指標としてFeNOや血中好酸球数が用いられている．本項では，喀痰中好酸球増多に対するFeNO・血中好酸球数の予測精度・解釈や喘息診断における測定意義を中心に概説する．

1. FeNO

　FeNOは，軽症喘息を含む多くの報告で喀痰中好酸球と中等度（相関係数0.35～0.67）に相関し[2]，好酸球性気道炎症の有用な指標のひとつである．軽症～中等症喘息を66％含む患者集団において，喀痰中好酸球比率3％以上に対するFeNOの予測精度をROC曲線で解析した検討では，曲線下面積（AUC）は0.82と良好な結果であった．重症度，肥満・アトピー素因・喫煙歴で層別化しても，各群で同等のAUCであったことが報告されている[3]．FeNOの測定には専用機器が必要であるが，迅速かつ非侵襲的に下気道炎症の情報を得ることができる点で優れている．なお，一定時間の呼出が保てない患者では測定が困難である点や鼻炎合併例で高値，喫煙例で低値となる点に留意する必要がある[4]．

　タイプ2炎症バイオマーカーのうち，喘息診断における測定意義について最もエビデンスが蓄積されているのはFeNOである．日本人の健常成人と未治療喘息患者（気道可逆性あり・気道過敏性亢進，かつ喘息治療に反応性ありで定義）を対象とした検討において，ROC曲線のAUCは0.85以上とFeNOが喘息の補助診断に有用であることが示された[4]．閾値を22ppbとすると感度91％，特異度84％で喘息患者を同定でき，37ppbとすると感度52％，特異度99％であった．FeNOが高値であるほど喘息診断における確度は高くなる[5]．喘息様症状を呈する成人を対象とした検討においても，FeNOの閾値を32～40ppbとした場合，最終的に喘息と診断された患者を感度32～74％，特異度73～85％で同定できるとされ[2]，現在本邦で喘息診断の目安として用いられている35ppbは妥当な基準と考えられる．なお，米国胸部疾患学会では，FeNOが25～50ppbと中等度上昇の場合には6週間以上の喘息様症状に加えて，臨床経過やFeNOの推移の確認を推奨している[5]．またごく最近，欧州呼吸器学会の成人喘息の診断ガイドラインのタスクフォースから，気道可逆性検査を含めたスパイロメトリによっても喘息診断が確定されない場合は，喘息診断のワークアップのひとつとしてFeNOの測定を推奨するとの報告があった[6]．

　遷延性・慢性咳嗽例において，咳喘息の診断に対するFeNOの至適閾値は29～40ppbで，ROC曲線のAUCは0.61～0.92であった[7〜12]．咳喘息・喘息性咳嗽の診断に対するFeNOの上昇は咳喘息を示唆するが，感度が低く偽陰性が少なくないことに注意が必要である．

2. 血中好酸球数

　喘息患者において，喀痰中好酸球増多に対する血中好酸球数の予測精度については，FeNO と同様 AUC が 0.83 と良好であり，重症度，肥満・アトピー素因・喫煙歴による層別化の解析でも維持されていた[2]．ただし血中好酸球数はアレルギー性鼻炎，薬剤アレルギー，膠原病，腫瘍などでも上昇するため，その場合は血中好酸球数が下気道炎症を反映しない可能性がある．吸入ステロイド薬未治療例を 30％含む喘息患者について，喀痰中好酸球比率高値（≧3％）と血中好酸球数高値（≧400/μL）により 4 群に分け両指標の一致・乖離を解析した報告では，両指標高値群（全体の 19％）が最も一秒量が低く，気道過敏性が亢進し，可逆性が大きく，血清総 IgE 値が高値とコントロール不良喘息の特徴を呈していた[13]．喀痰中好酸球のみ高い群（25％）にも同様の特徴がみられたが，血中好酸球のみ高い群（7％）は，血清総 IgE 高値だけを示した．平均 FeNO 値は，両指標高値群，喀痰中好酸球のみ高値群，血中好酸球のみ高値群，両指標低値群の順に，各々77，37，32，17 ppb であった．

　血中好酸球数は測定の負担が少なく，高値例ほど喘息コントロール不良な症例が多く，タイプ 2 炎症を標的とした生物製剤の効果が期待できるなど，喘息管理において有用な指標である．喘息診断時にも，FeNO ほどのエビデンスはないものの，血中好酸球数高値は有用な情報となる．FeNO，血中好酸球数を正常・中間・高値の 3 層に分け各層の喘息罹患率などを解析[14]した米国疫学研究では，いずれの指標も高いほど喘息罹患リスクが上がることが示されている（表 1）．また喘息患者を 4.1％含むオーストリアの一般人口を対象とした疫学研究では，喘息罹患例はオッズ比 2.05（95％信頼区間 1.70～2.51）で血中好酸球増多（75 パーセンタイル値である 210/μL 以上）と関連していた（図 1）[15]．これは他の血中好酸球増多の交絡因子であった 6～18 歳，現喫煙，プリックテスト陽性，COPD，メタボリック症候群，男性などと独立して有意であった．本邦のながはま疫学データにおいて，新規に喘息を発症した症例と喘息罹患・既往のない症例（いずれも問診ベース）を対象に解析すると，血中好酸球数により新規喘息発症例の予測精度をみた ROC 曲線の AUC は 0.54 と低いものの，至適閾値は 240/μL（感度 27％，特異度 86％）であった．閾値を 300/μL とすると，感度は 14.6％と低いが（新規喘息発症例 100 例中 14.6 例），特異度は 92.3％と新規喘息発症の可能性が高くなる．また血中好酸球数 240/μL 以上に対する喘息新規発症の寄与度は，年齢・性別・BMI・血清総 IgE≧150 IU/mL で補正後のオッズ比は 2.34（1.60～3.41）と，オーストリアの報告とほぼ同程度であった（表 2）．いずれの研究においても喘息治療の有無は解析に含まれていないが，吸入ステロイド薬未使用時は，血中好酸球数はより高値となる可能性があるため，喘息様症状を呈した患者での血中好酸球数の増多は喘息の補助診断に有用と考えられる．な

表 1　喘息罹患リスクに対する呼気 NO 濃度（FeNO），血中好酸球数上昇のオッズ比

呼気 NO 濃度（FeNO）	血中好酸球数	喘息罹患リスク*
25 ppb 未満	300/μL 未満	1
25 ppb 未満	300 以上 500/μL 未満	1.35（1.09～1.67）
25 ppb 未満	500/μL 以上	1.87（1.34～2.61）
25 以上 50 ppb 未満	300/μL 未満	1.65（1.26～2.16）
25 以上 50 ppb 未満	300 以上 500/μL 未満	2.24（1.60～3.12）
25 以上 50 ppb 未満	500/μL 以上	2.59（1.57～4.26）
50 ppb 以上	300/μL 未満	2.76（1.66～4.59）
50 ppb 以上	300 以上 500/μL 未満	2.61（1.71～3.99）
50 ppb 以上	500/μL 以上	5.86（4.07～8.44）

*年齢，性別，body mass index，喫煙歴，最近の吸入ステロイド薬または経口ステロイド薬使用で調整後オッズ比（95％信頼区間）を示す．
(Malinovschi A, et al. J Allergy Clin Immunol 2013; 132: 821-827.[14] より作成)

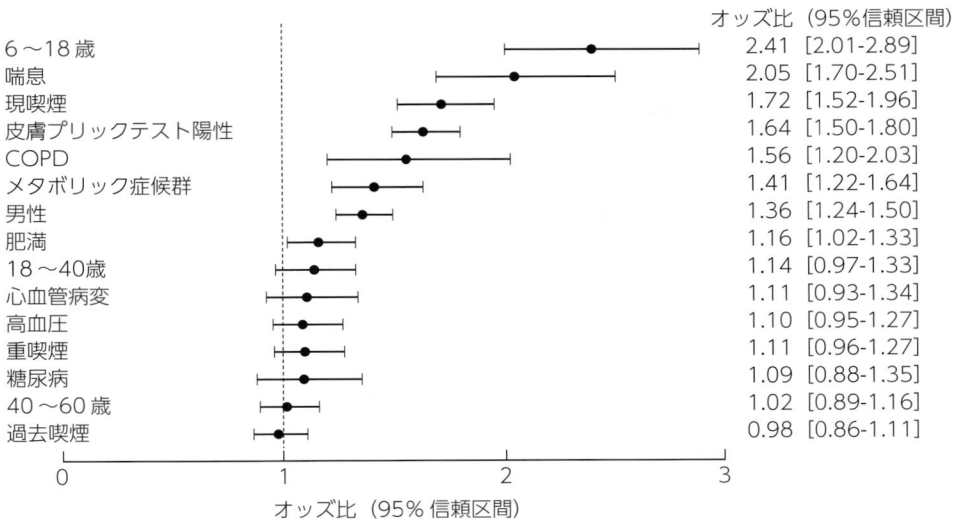

図1　一般住民において血中好酸球増多（210/μL以上）に関与する因子

オッズ比と95%信頼区間を示す.
(Hartl S, et al. Eur Respir J 2020; 55: 1901874. [15] より作成)

表2　喘息の新規発症に対する血中好酸球数のオッズ比と感度・特異度

好酸球数の閾値	150/μL	240/μL	300/μL
オッズ比* (95%信頼区間)	1.49 1.06〜2.10	2.34 1.60〜3.41	1.89 1.18〜3.03
感度[†], %	42.4	27.2	14.6
特異度[†], %	66.3	86.2	92.3

新規喘息発症：1期調査時（2008〜2010年）に喘息がなく，2期調査時（2013〜2015年）に喘息あり．好酸球数は2期採血値
* 好酸球増多に対する新規喘息発症のオッズ比：年齢・性別・BMI・血清総IgE ≧ 150 IU/mL（1期採血）で補正
[†] 新規喘息発症に対する好酸球増多の感度・特異度
（ながはま疫学データより作成）

お，吸入ステロイド薬未治療の軽症喘息における血中好酸球数は，150〜300/μLの症例が39%，300/μL以上の症例は33%であった[16].

3. 血清総IgE値と吸入抗原への特異的IgE抗体

　血清総IgE値もその上昇に伴い喘息の有病率は高くなり，高値の場合はアトピー型喘息の診断の助けとなる．ただし，前述のながはま疫学データの解析では総IgE値100 IU/mL以上の場合，喘息新規発症の感度は47%，特異度は63%，150 IU/mL以上で，感度37%，特異度73%，300 IU/mL以上で，感度17%，特異度86%であった．喘息新規発症に対するROC曲線のAUCはいずれも0.51〜0.55にとどまる．
　アトピー型喘息は1つ以上の吸入アレルゲンへの特異的IgE抗体陽性で定義されることが多い．本邦の20〜59歳までの一般人口の血清総IgE・感作率などをみたTanakaらの報告では，血清総IgEの中央値は73 IU/mLで，ヤケヒョウヒダニ（DP）への感作（DP特異IgE≧0.35 IU/mL）率は38.3%であった．総IgE値，DP感作率とも加齢で低下し，DP感作率は30歳代男性で53%，女性で29%，50歳代男性31%，女性23%

であった[17]．ながはま疫学データの非喘息群でも，ダニ感作率は 30 歳代男性で 55%，女性で 43%，50 歳代男性 30%，女性 22%と，同様の成績であった．喘息新規発症例でのダニ感作率は，非喘息例よりも数値は高いものの統計学的な有意差は認められなかった．

　タイプ 2 炎症バイオマーカーの喘息補助診断における役割について，現在保険収載されている FeNO や血中好酸球を中心に紹介した．いずれも高値であるほど喘息の診断確度は高くなる．ただし，最終的な喘息の診断は，治療による反応性などの臨床経過や症状・呼吸機能の変動などを含め総合的に判断することが重要である．

文献

1) Peters MC, Wenzel SE. Intersection of biology and therapeutics: type 2 targeted therapeutics for adult asthma. Lancet 2020; **395**: 371-383.

2) 呼気一酸化窒素（NO）測定ハンドブック作成委員会，日本呼吸器学会肺生理専門委員会（編）．呼気一酸化窒素（NO）測定ハンドブック，日本呼吸器学会，メディカルレビュー社，2018.

3) Westerhof GA, et al. Biomarkers to identify sputum eosinophilia in different adult asthma phenotypes. Eur Respir J 2015; **46**: 688-696.

4) Matsunaga K, et al. Exhaled nitric oxide cutoff values for asthma diagnosis according to rhinitis and smoking status in Japanese subjects. Allergol Int 2011; **60**: 331-337.

5) Dweik RA, et al. An official ATS clinical practice guideline: interpretation of exhaled nitric oxide levels (FENO) for clinical applications. Am J Respir Crit Care Med 2011; **184**: 602-615.

6) Louis R, et al. European Respiratory Society guidelines for the diagnosis of asthma in adults. Eur Respir J 2022; **60**: 2101585.

7) Chatkin JM, et al. Exhaled nitric oxide as a noninvasive assessment of chronic cough. Am J Respir Crit Care Med 1999; **159**: 1810-1813.

8) Kowal K, et al. Exhaled nitric oxide in evaluation of young adults with chronic cough. J Asthma 2009; **46**: 692-698.

9) Sato S, et al. Clinical usefulness of fractional exhaled nitric oxide for diagnosing prolonged cough. Respir Med 2008; **102**: 1452-1459.

10) Asano T, et al. Diagnostic utility of fractional exhaled nitric oxide in prolonged and chronic cough according to atopic status. Allergol Int 2017; **66**: 344-350.

11) Kanemitsu Y, et al. "Cold air" and/or "talking" as cough triggers, a sign for the diagnosis of cough variant asthma. Respir Investig 2016; **54**: 413-418.

12) Yi F, et al. Validity of fractional exhaled nitric oxide in diagnosis of corticosteroid-responsive cough. Chest 2016; **149**: 1042-1051.

13) Schleich FN, et al. Importance of concomitant local and systemic eosinophilia in uncontrolled asthma. Eur Respir J 2014; **44**: 97-108.

14) Malinovschi A, et al. Exhaled nitric oxide levels and blood eosinophil counts independently associate with wheeze and asthma events in National Health and Nutrition Examination Survey subjects. J Allergy Clin Immunol 2013; **132**: 821-827.

15) Hartl S, et al. Blood eosinophil count in the general population: typical values and potential confounders. Eur Respir J 2020; **55**: 1901874.

16) Pavord ID, et al. Predictive value of blood eosinophils and exhaled nitric oxide in adults with mild asthma: a prespecified subgroup analysis of an open-label, parallel-group, randomised controlled trial. Lancet Respir Med 2020; **8**: 671-680.

17) Tanaka J, et al. Prevalence of inhaled allergen-specific IgE antibody positivity in the healthy Japanese population. Allergol Int 2022; **71**: 117-124.

C. 治療の選択

　喘息の炎症表現型を評価することは個別治療の選択に有用である．軽症および中等症喘息患者の治療において，特異的吸入抗原の検出は環境整備，アレルゲン免疫療法，併存するアレルギー性鼻炎に対するロイコトリエン受容体拮抗薬（LTRA）以外の抗アレルギー薬の選択に役立つ．また，喘息増悪のリスクが高く，抗炎症治療によく反応するタイプ2炎症を発現する疾患を有する患者を特定することは重要である[1]．逆に，非タイプ2喘息と推定される場合は，他の原因（気道感染など）を探索しステロイド薬の用量を漸減するなどの検討が必要である[2]．体重減量の指導やマクロライド薬の導入も考慮しうる[3]．

　ただし，大半の喘息患者がタイプ2気道炎症を示し，喘息治療薬の基本である吸入ステロイド薬（ICS）はタイプ2炎症を安全かつ効果的に抑制する治療薬であることから，吸入ステロイド薬を主体に長時間作用性吸入 β_2 刺激薬（LABA），長時間作用性吸入抗コリン薬（LAMA），ロイコトリエン受容体拮抗薬の組み合わせで治療に難渋することは多くない．本項では治療，特に吸入ステロイド薬の反応性予測やステップアップ・ステップダウン時のバイオマーカーの有用性について概説する（表1）．

表1　吸入ステロイド薬の反応性予測に有用なタイプ2炎症バイオマーカー

	成人喘息		小児・思春期喘息	
	有効	無効	有効	無効
未治療患者	喀痰中好酸球比率[4,5,6,10] 血中好酸球数[5,6,10] FeNO[4,5,10]	―	喀痰ECP濃度[8] 血中好酸球数[8,9] FeNO[8] 血清IgE濃度[7,8,10] アレルゲン感作[7,9,10]	喀痰中好酸球比率[10] 血中好酸球数[10] FeNO[7,10]
既治療患者のステップアップ	FeNO[12] 血中好酸球数[12]	―	尿中ロイコトリエンE₄排泄量[13]	FeNO[13]
既治療患者のステップダウン	喀痰中好酸球比率[16] 喀痰ECP濃度[16] FeNO[19]	FeNO[16,17,18] 血清IgE濃度[18] アレルゲン感作[18]	喀痰中好酸球比率[19] FeNO[19,20]	―

FeNO：呼気NO濃度，ECP：eosinophilic cationic protein

1. 未治療患者において吸入ステロイド薬反応性予測に有用なタイプ2炎症バイオマーカー

　軽症～中等症喘息の治療選択において吸入ステロイド薬を使うかどうか迷うという状況はまれであり，また喘息における吸入ステロイド薬の主な作用機序がタイプ2気道炎症の抑制であるだけに，未治療の軽症～中等症喘息患者において，治療前のタイプ2炎症バイオマーカーが高ければ吸入ステロイド薬に反応する可能性が高いことは容易に想像できる．ただし，その際のタイプ2炎症バイオマーカーによるステロイド反応性の予測精度については成人と小児で若干の違いがみられる．

　成人喘息患者において治療をいったん中止したあとに吸入ステロイド薬を再開し，症状，呼吸機能，気道過敏性のいずれかひとつ以上の改善を認めた場合を治療効果ありと判定すると，FeNO（>35 ppb），喀痰中好

酸球比率（＞3％），尿中ブロモチロシン（好酸球活性化を反映するとされるバイオマーカー）のいずれも，吸入ステロイド薬の反応性と有意な関連があった（オッズ比6.0〜9.2）[4]．また，新規発症喘息患者で吸入ステロイド薬導入後の増悪の有無を解析したリアルワールド研究でも，血中好酸球数，喀痰中好酸球比率がいずれも高値であった症例では増悪が有意に抑制されていたと報告されている[6]．以上のように，成人喘息患者ではFeNOや血中好酸球・喀痰中好酸球がステロイド薬治療の効果予測バイオマーカーとして有用であることが報告されている．

　小児喘息患者での無作為割付比較試験では，吸入ステロイド薬を定期吸入した群の喘息コントロールは血清IgE高値（＞350 IU/mL）またはアレルゲン皮膚テスト陽性の場合にプラセボ群より有意に良好であったが，FeNOとは関連がなかった[7]．一方，小児喘息患者に対する吸入ステロイド薬定期使用，ロイコトリエン受容体拮抗薬内服をクロスオーバー法で比較検討した研究では，ロイコトリエン受容体拮抗薬投与群と吸入ステロイド薬定期使用群の一秒量改善率と相関したのはFeNOと喀痰ECP濃度であったが，血中好酸球（＞400/μL）や血清IgE（＞200 IU/mL）も吸入ステロイド薬の反応性と関連した[8]．別の研究では小児喘息患者に対する吸入ステロイド薬定期使用，症状時のみ吸入ステロイド薬使用，ロイコトリエン受容体拮抗薬内服の3つのアプローチをクロスオーバー法で比較検討し，ロイコトリエン受容体拮抗薬投与群と比較して吸入ステロイド薬定期使用群の喘息コントロールが良かったのは吸入アレルゲン感作陽性症例と血中好酸球数増多症例（＞300/μL）であった[9]．軽症の成人喘息患者と思春期喘息患者を比較したSIENA試験でも，成人喘息患者では血中好酸球・喀痰中好酸球とFeNOが，思春期喘息患者では血清総IgE値と吸入アレルゲン感作が喘息コントロールの複合指標と相関した[10]．このように小児においてはアトピー素因（血清IgE値，アレルゲン感作の有無）を反映するバイオマーカーも吸入ステロイド薬の反応性と関連するようである．

2. 既治療患者において治療ステップアップ時の治療薬選択に有用なタイプ2炎症バイオマーカー

　すでに吸入ステロイド薬治療が行われているが喘息のコントロールが不十分であり治療のステップアップを行う場合，より強力な抗炎症効果を期待して吸入ステロイド薬を増量する選択肢と，気管支拡張作用を持つ薬剤（β_2刺激薬，抗コリン薬，ロイコトリエン受容体拮抗薬など）を追加する選択肢がある．

　成人喘息患者において吸入ステロイド薬の増量と，長時間作用性吸入気管支拡張薬（β_2刺激薬あるいは抗コリン薬）の追加を比較した論文として代表的なものにTALC試験がある[11]．これは中用量の吸入ステロイド薬でコントロール不良な喘息患者に対して，吸入ステロイド薬の2倍増量，長時間作用性吸入β_2刺激薬の追加，長時間作用性吸入抗コリン薬の追加の3つのアプローチをクロスオーバー法で比較検討したものである．結果として，長時間作用性吸入気管支拡張薬を追加したほうが喘息のコントロールが改善したと報告されているが，残念ながらこの研究ではバイオマーカーによる効果予測については検討されていない．一方，吸入ステロイド薬/長時間作用性吸入β_2刺激薬で治療中にもかかわらずコントロール不十分な喘息患者を対象としたCAPTAIN試験では，血中好酸球数およびFeNOがより上昇している患者のほうが，吸入ステロイド薬増量による一秒量の改善や増悪抑制効果がともに優れていたことが報告されている[12]．

　既治療小児喘息患者に対して吸入ステロイド薬の増量と長時間作用性吸入気管支拡張薬（β_2刺激薬あるいは抗コリン薬）の追加を比較した代表的な研究であるBADGER試験では，バイオマーカーについても検討されている．低用量の吸入ステロイド薬でコントロール不良な小児喘息患者に対して，吸入ステロイド薬の2倍増量，長時間作用性吸入β_2刺激薬の追加，ロイコトリエン受容体拮抗薬の追加の3つのアプローチをクロスオーバー法で比較検討した結果，長時間作用性吸入β_2刺激薬の追加で喘息のコントロールが改善した患者が最も多かった．この際にFeNOは吸入ステロイド薬増量と他の2つの治療法とに対する反応性の違いを予測することはできなかった[13]．その後の追加解析では，尿中ロイコトリエンE_4排泄量と吸入ステロイド薬増量，ロイコトリエン受容体拮抗薬追加による効果と関連し，長時間作用性吸入β_2刺激薬追加による効

果との関連はなかったと報告されている[14].

現状では，タイプ2炎症バイオマーカーがステップアップ時の治療選択に有用かどうかは十分なエビデンスがあるとはいえず，今後の検討課題である．すでに低用量吸入ステロイド薬が入っている段階でのステロイド薬増量への反応性は，未治療の段階での反応性とは異なるのかもしれない[15].

3. 既治療患者において治療ステップダウン時の治療薬選択に有用なタイプ2炎症バイオマーカー

治療をステップダウンする場合にバイオマーカーの臨床的意義が想定される状況には，①低用量の吸入ステロイド薬でコントロール良好な場合に，吸入ステロイド薬中止可能かどうかを予測する，②中〜高用量吸入ステロイド薬＋他の長期管理薬でコントロール良好な場合に，吸入ステロイド薬を減量するか，他の長期管理薬を中止するかを判断するために使用する，の2つがある.

成人喘息においては，軽症〜中等症喘息患者を対象に吸入ステロイド薬の治療後に吸入ステロイド薬継続，長時間作用性吸入 β_2 刺激薬へ切り替え，プラセボへ切り替えの3群を比較した SOCS 試験の post-hoc 解析がある[16]. 吸入ステロイド薬からプラセボに切り替えた患者を対象に，タイプ2炎症バイオマーカー，具体的には中止前，中止2週後の FeNO，喀痰中好酸球比率，喀痰 ECP 濃度，およびそれぞれの中止前後の変化率が喘息増悪を予測できるかが検討された[16]. FeNO はどの時点のデータあるいは変化率を用いても予測には有用ではなかったが，喀痰中好酸球比率は中止後2週時の値（AUROC 0.771）および中止前後2週の変化率（AUROC 0.825）を用いると喘息増悪が予測可能であった．喀痰中 ECP 濃度も同様の傾向がみられた．コントロール良好な喘息患者をガイドラインに沿ってステップダウンしたときの増悪とステップダウン前の FeNO との関連を検討した研究でも有用性は証明できなかった[17]. 中用量吸入ステロイド薬＋長時間作用性吸入 β_2 刺激薬でコントロールできている喘息患者を，治療継続群と，吸入ステロイド薬減量群，長時間作用性吸入 β_2 刺激薬中止群の3群に無作為割り付けした研究でも，ステップダウン前の FeNO（25 ppb 以上あるいは 50 ppb 以上），血清 EPO（400 ng/mL），特異的 IgE（0.35 IU/mL）はステップダウン後の喘息コントロール悪化と関連はなかった[18]. また，ステップダウン後の FeNO も喘息コントロール悪化との関連はみられなかった．一方，吸入ステロイド薬治療中の喘息患者において，喘息症状と FeNO をガイドに吸入ステロイド薬の用量を調整した患者群（FeNO 群）では喘息症状のみをガイドに吸入ステロイド薬の用量を調整した群（コントロール群）に比べ喘息増悪の減少は傾向にとどまったものの（増悪減少率 45.6%，$p=0.27$），吸入ステロイド薬の使用量は有意に減量できたことが報告されている[19]. 現状では，既治療喘息患者の治療ステップダウン時におけるタイプ2炎症バイオマーカーの有用性を示すエビデンスは十分とはいえない.

小児喘息においては，喘息児の吸入ステロイド薬を8週毎に半減していき，増悪せずに中止できるかは減量前の FeNO（AUROC 0.78），喀痰中好酸球比率（AUROC 0.76）ともに予測が可能とする報告や，低用量吸入ステロイド薬でコントロールされている喘息児で吸入ステロイド薬を中止した4週後の FeNO が 21.8 ppb 以上であった場合，喘息コントロールの悪化（増悪，呼吸機能の悪化，ACT スコア 20 未満のいずれか）をきたすオッズ比は 9.0（AUROC 0.728）との報告があり[20, 21]，小児喘息患者では FeNO が吸入ステロイド薬中止後の喘息増悪を予測できる可能性がある.

4. タイプ2炎症バイオマーカーは治療薬選択に有用か？

上述したようにタイプ2炎症バイオマーカーは未治療患者における吸入ステロイド薬の反応性予測に有用であり，また，小児・思春期喘息患者においては，血清総 IgE 値や吸入アレルゲン感作の有無も重要なバイオマーカーとなりうる．既治療喘息患者におけるステップアップ・ステップダウン時の判断に使用できるバ

イオマーカーが求められているが，成人喘息患者では喀痰中のバイオマーカー（好酸球数，ECP 濃度）が有用である可能性はあるものの，日常診療で使用するには利便性に難点があり，新たなバイオマーカーの探索が必要である．一方で小児・思春期喘息患者においてはステップダウン時の指標として FeNO が使用できる可能性があり，今後の追試の結果が期待される．

文献

1）Pavord ID, et al. After asthma: redefining airways diseases. Lancet 2018; **391**: 350-400.
2）Couillard S, et al. Workup of severe asthma. Chest 2021; **160**: 2019-2029.
3）Hinks TSC, et al. Treatment options in type-2 low asthma. Eur Respir J 2021; **57**: 2000528.
4）Cowan DC, et al. Biomarker-based asthma phenotypes of corticosteroid response. J Allergy Clin Immunol 2015; **135**: 877-883 e871.
5）Price DB, et al. Fractional exhaled nitric oxide as a predictor of response to inhaled corticosteroids in patients with non-specific respiratory symptoms and insignificant bronchodilator reversibility: a randomised controlled trial. Lancet Respir Med 2018; **6**: 29-39.
6）Rhyou HI, et al. Predictive factors of response to inhaled corticosteroids in newly diagnosed asthma: A real-world observational study. Ann Allergy Asthma Immunol 2020; **125**: 177-181.
7）Gerald JK, et al. Markers of differential response to inhaled corticosteroid treatment among children with mild persistent asthma. J Allergy Clin Immunol Pract 2015; **3**: 540-546 e543.
8）Szefler SJ, et al. Characterization of within-subject responses to fluticasone and montelukast in childhood asthma. J Allergy Clin Immunol 2005; **115**: 233-242.
9）Fitzpatrick AM, et al. Individualized therapy for persistent asthma in young children. J Allergy Clin Immunol 2016; **138**: 1608-1618 e1612.
10）Krishnan JA, et al. Biomarkers to predict response to ICS and LAMA in adolescents and adults with mild persistent asthma. Ann Am Thorac Soc 2022; **19**: 372-380.
11）Peters SP, et al. Tiotropium bromide step-up therapy for adults with uncontrolled asthma. N Engl J Med 2010; **363**: 1715-1726.
12）Lee LA, et al. Efficacy and safety of once-daily single-inhaler triple therapy (FF/UMEC/VI) versus FF/VI in patients with inadequately controlled asthma (CAPTAIN): a double-blind, randomised, phase 3A trial. Lancet Respir Med 2021; **9**: 69-84.
13）Lemanske RF Jr, et al. Step-up therapy for children with uncontrolled asthma receiving inhaled corticosteroids. N Engl J Med 2010; **362**: 975-985.
14）Rabinovitch N, et al. Predictors of asthma control and lung function responsiveness to step 3 therapy in children with uncontrolled asthma. J Allergy Clin Immunol 2014; **133**: 350-356.
15）Rodriguez-Martinez CE, et al. Predictors of response to medications for asthma in pediatric patients: a systematic review of the literature. Pediatr Pulmonol 2020; **55**: 1320-1331.
16）Deykin A, et al. Sputum eosinophil counts predict asthma control after discontinuation of inhaled corticosteroids. J Allergy Clin Immunol 2005; **115**: 720-727.
17）Perez de Llano L, et al. A simple score for future risk prediction in patients with controlled asthma who undergo a guidelines-based step-down strategy. J Allergy Clin Immunol Pract 2019; **7**: 1214-1221 e1213.
18）Bose S, et al. Biomarkers of type 2 airway inflammation as predictors of loss of asthma control during step-down therapy for well-controlled disease: The Long-Acting Beta-Agonist Step-Down Study (LASST). J Allergy Clin Immunol Pract 2020; **8**: 3474-3481.
19）Smith AD, et al. Use of exhaled nitric oxide measurements to guide treatment in chronic asthma. N Engl J Med 2005; **352**: 2163-2173.
20）Li AM, et al. Predictors for failed dose reduction of inhaled corticosteroids in childhood asthma. Respirology 2008; **13**: 400-407.
21）Chang DV, et al. Exhaled nitric oxide predicts loss of asthma control in children after inhaled corticosteroids withdrawal. Pediatr Pulmonol 2019; **54**: 537-543.

D. モニタリング

　喘息診療においてバイオマーカーは気道炎症に基づく喘息フェノタイプの評価に用いられるとともに，治療開始後の炎症モニタリングの目的でも測定される．日常臨床でのタイプ2炎症バイオマーカーとして，主にFeNOと好酸球がモニタリングに用いられる．喘息におけるタイプ2気道炎症は，症状，気流制限，気道過敏性に先駆けてステロイド薬治療で改善を認めるため[1]，気道炎症をモニタリングすることは喘息の長期管理において重要である．また，FeNOは吸入ステロイド薬の服薬アドヒアランスの評価においても有用である[2]．本項では，喘息管理におけるFeNO，好酸球のモニタリングの意義と課題を中心に述べる．

1. FeNO

A. 増悪抑制効果の観点からみたFeNOモニタリングの有用性

　FeNOは喘息の補助診断や吸入ステロイド薬などの抗炎症治療薬に対する治療反応性の予測と評価に有用なバイオマーカーであるが[3]，症状とFeNOをガイドにした喘息管理による増悪抑制効果については議論の余地がある．吸入ステロイド薬治療中の喘息患者において，症状とFeNOを目安に吸入ステロイド薬の用量を調節した患者群（FeNO群）では症状のみを目安に吸入ステロイド薬の用量を調節した群（コントロール群）に比べて吸入ステロイド薬の使用量は減少したものの，喘息増悪の有意な減少は得られず（FeNO群0.49回/患者/年 vs. コントロール群0.90回/患者/年，増悪減少率45.6%，$p=0.27$，図1A），喘息コントロールや呼吸機能の改善，喀痰中好酸球比率の減少にも差を認めなかった[4]．コントロール不良な未治療喘息患者においても

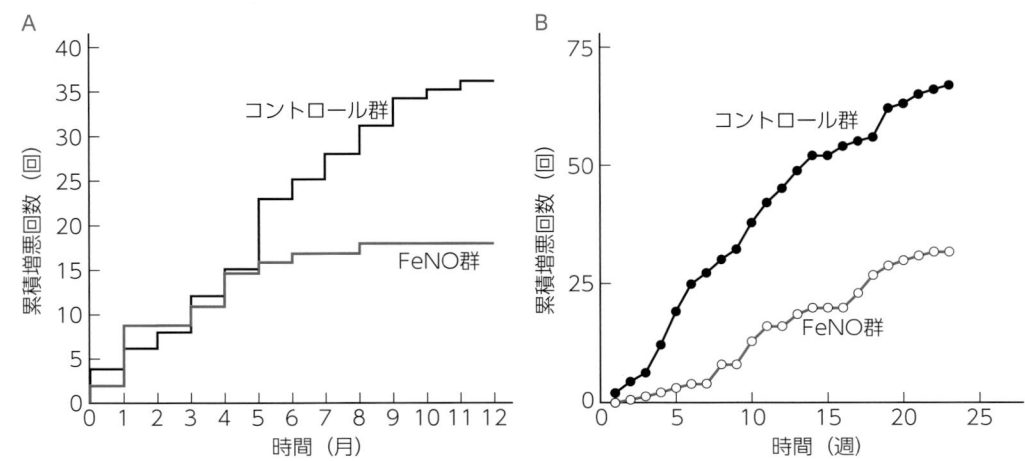

コントロール群：喘息症状のみをもとに喘息管理を行った群
FeNO群：喘息症状とFeNOの値をもとに喘息管理を行った群

図1　症状とFeNOをガイドにした長期管理による喘息増悪の抑制効果
A：$p=0.27$（Smith AD, et al. N Engl J Med 2005; 352: 2163-2173.[4] より引用）
B：$p=0.001$（Powell H, et al. Lancet 2011; 378: 983-990.[6] より引用）

症状と FeNO に基づく喘息管理は症状のみを指標に喘息管理を行った場合と比べて喘息コントロールや呼吸機能の改善に有意差を認めなかった[5]．一方で，症状のみを指標に吸入ステロイド薬の用量を調節した妊婦喘息患者より症状と FeNO をガイドに吸入ステロイド薬の用量を調節した患者のほうが有意に喘息増悪の発現が低率で（FeNO 群 0.288 回/妊婦 vs. コントロール群 0.615 回/妊婦，増悪減少率 53.2%，$p=0.001$，図 1B），QOL が高く，出生児の入院率も低率であった[6]．興味深いことに，その後の追跡調査では症状と FeNO をガイドにした妊娠中の喘息管理は出生児の喘息発症率や喘息増悪率を減少させることも報告された[7]．また，非好酸球性喘息の妊婦においても症状と FeNO に基づく喘息管理は増悪の抑制に有用であった[8]．新興感染症の流行など呼吸機能検査の実施に制約がある状況などでは喘息症状と FeNO を併用したモニタリングが喘息の長期管理に効果的な役割を果たす可能性が期待されている．

B. 呼吸機能の経時的変化における FeNO モニタリングの有用性

　　喘息患者は健常者に比べ呼吸機能の経年低下量が大きいことが知られており，特に発症早期（5 年以内）に呼吸機能が顕著に低下することが報告されている[9]．吸入ステロイド薬による早期の治療介入は呼吸機能の改善をもたらし，介入 1 年後には改善のピークを認める[10]．未治療喘息患者では治療により 6 ヵ月後に有意に呼吸機能が改善することに並行して FeNO も低下し，これらの効果は 1 年後にも維持される[11]．吸入ステロイド薬導入前の FeNO 高値は 1 ヵ月後の呼吸機能改善の指標となる[3]．また，コントロールが良好な喘息患者における FeNO と呼吸機能の経年変化量を 3 年間観察した前向きコホート研究では，吸入ステロイド薬治療中でも FeNO が高値で持続する症例（≧40 ppb）では，FeNO が低値に維持されている症例に比べて一秒量の経年低下量が大きく，気管支拡張薬に対する可逆性も低下していた（図 2）[12]．難治性喘息患者においても気流制限のない症例では FeNO 高値が呼吸機能の経年低下のリスク因子であった[13]．以上より，FeNO のモニタリングは吸入ステロイド薬治療にもかかわらず持続する気道炎症と関連する気流制限進行の予測に有用であり，生物学的製剤などの導入を考慮する際の目安となる可能性がある．

　　呼吸機能と同様に気道過敏性の経時的変化に対する FeNO のモニタリングの意義も検討されている．症状と FeNO を指標とした喘息管理は症状のみに基づく管理に比べてより早期に気道過敏性の改善が得られたが，

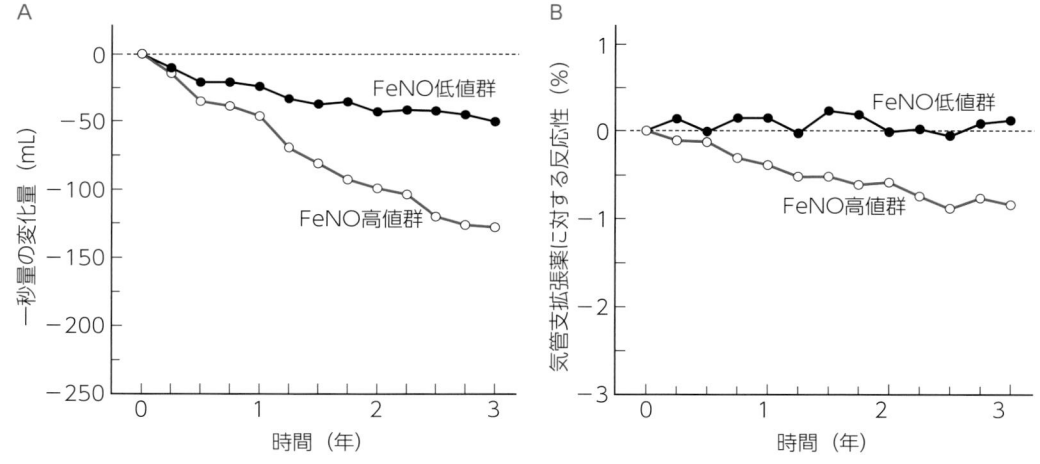

FeNO 高値群：FeNO≧40 ppb，FeNO 低値群：FeNO＜40 ppb

図 2　喘息患者における FeNO の発現レベルと呼吸機能の経年変化量
　　A：気管支拡張薬吸入後一秒量．$p<0.0005$
　　B：登録時から気管支拡張薬に対する反応性の変化．$p<0.01$
　　(Matsunaga K, et al. Allergol Int 2016; 65: 266-271.[12] より引用)

治療介入 9 ヵ月以降は両群間の気道過敏性の程度は同等であった[14]. 吸入ステロイド薬治療で気道炎症がコントロールされている喘息患者でも 34% では気道過敏性の残存を認めており[15], 気道過敏性の寛解例と残存例との間で FeNO や血中好酸球数に有意な差は確認されなかった[15]. これらの結果には, 喘息患者の気道過敏性を規定する因子が極めて複雑である可能性が考えられる.

C. 喘息症状の変動における FeNO モニタリングの有用性

小児では FeNO は呼吸機能よりも喘息症状 (呼吸困難, 活動制限, 夜間症状) と相関するといわれているが[16], 成人喘息患者では喘息症状の変動と FeNO の関連性について不明な点が多い. 喘息患者の客観的咳回数を検討した報告によると, 喘息患者の咳回数は気道過敏性の亢進と相関を認めたものの FeNO とは関連を認めなかった[17]. 一方, 喘息症状を有さない慢性副鼻腔炎患者 30 名 (うち鼻茸合併例 16 例) における内視鏡下副鼻腔手術後の喘息発症リスクを評価した検討において, 術前の FeNO と鼻茸好酸球数が喘息症状の出現を予測できるバイオマーカーとして利用できる可能性が報告された (喘息症状出現, FeNO：カットオフ値 36.4 ppb, 感度 71%, 特異度 91%, 鼻茸好酸球数：カットオフ値 70 個/強視野, 感度 100%, 特異度 77%)[18]. 一方, 内視鏡下副鼻腔手術による FeNO の変化量は, 喘息症状の出現の有無にかかわらず有意な差を認めず, 血中好酸球数や喀痰中好酸球比率でも同様の結果であった[18]. 慢性副鼻腔炎患者 (特に鼻茸合併例) における FeNO のモニタリングが将来的な喘息発症を予測できるかについては更なる検討が必要である.

2. 喀痰中好酸球比率

症状と喀痰中好酸球比率に基づく喘息管理の有用性が報告されている. ガイドラインに基づいた指標 (症状, 呼吸機能, 発作治療薬の使用頻度) とともに喀痰中好酸球比率を参照しながら長期管理を行った群 (喀痰中好酸球群) では, ガイドラインに基づいた指標のみを目安に長期管理を行った群 (ガイドライン治療群) に比べて有意に増悪回数を減少させた (図 3, 喀痰中好酸球群 35 回 vs. ガイドライン治療群 109 回, $p = 0.01$). また,

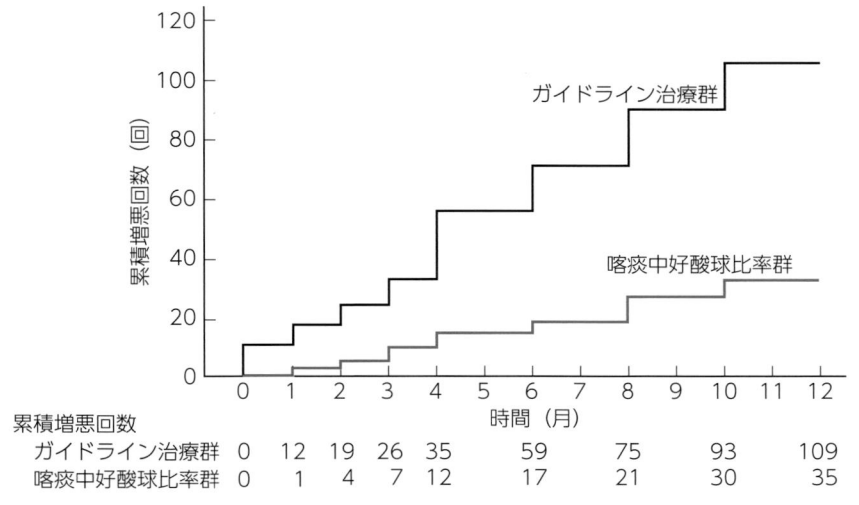

累積増悪回数										
ガイドライン治療群	0	12	19	26	35	59	75	93	109
喀痰中好酸球比率群	0	1	4	7	12	17	21	30	35

ガイドライン治療群：喘息症状, 呼吸機能, 発作治療薬の使用頻度のみをもとに喘息管理を行った群
喀痰中好酸球群：ガイドラインと喀痰中好酸球比率をもとに喘息管理を行った群

図 3　喀痰中好酸球比率をガイドにした長期管理による喘息増悪の抑制効果
p = 0.01
(Green RH, et al. Lancet 2002; 360: 1715-1721.[19] より引用)

吸入ステロイド薬や経口ステロイド薬の使用量を減少させることはできなかったものの，増悪による経口ステロイド薬の使用頻度は減少し（喀痰中好酸球群 24 回 vs. ガイドライン治療群 73 回，$p = 0.008$），喀痰中好酸球比率とともに FeNO の低下と気道過敏性の改善を認めた[19]．また，喀痰中好酸球比率の増加は呼吸機能の経年低下のリスク因子としても知られている．ステロイド薬未治療喘息患者では，呼吸機能の経年低下量が大きい群（一秒量の経年低下量 30 mL/年以上かつ気道過敏性陽性）では呼吸機能が保たれている他の 2 群（予測一秒量≧90％かつ気道過敏性陰性，一秒量の経年低下量＜30 mL/年であるが気道過敏性陽性）に比べて喀痰中好酸球比率は高値で，5 年間の呼吸機能の経年低下量と有意な相関が認められた[20]．同様に，固定性気流制限を有する喘息患者（短時間作用性 β 刺激薬吸入後の一秒率＜70％）でも喀痰中好酸球比率は 5 年間の一秒量の経年低下量と相関を認めた[21]．

3. 血中好酸球数

　日常臨床において汎用性が高い血中好酸球数のモニタリングへの応用が検討されている．血中好酸球数は軽症または中等症喘息における気道炎症（喀痰中好酸球比率≧3％）の存在をよく反映するバイオマーカーであり（カットオフ値：220/μL，感度：72％，特異度：69％），FeNO と同程度の感度・特異度を有する（カットオフ値：20 ppb，感度：64％，特異度：73％）[22]．英国で行われた血中好酸球数と喘息の臨床指標の関連性を検討した検討では，血中好酸球数高値（≧400/μL）が遷延した群は，血中好酸球数が 400/μL 未満で推移した群に比べて有意に増悪が頻回で喘息コントロールが不良であった[23]．また，血中好酸球数高値（≧400/μL）は一秒量の低下と有意な相関を認め，気流制限進行のリスク因子であることも報告されている[24]．一方，探索的な検討ではあるが，同一被検者における 24 時間以内の血中好酸球数の変動率は個人差が大きいことが報告されている[25]．特に中等症喘息患者でばらつきが大きい傾向がみられたことから，2 型気道炎症のモニタリングにおける血中好酸球数の役割についてはさらなる検証が必要と考えられる．実際，血中好酸球数は喘息による気道炎症を反映するだけでなくアレルギー性鼻炎や慢性副鼻腔炎（特に鼻茸合併例）の合併を推定するバイオマーカーとしても有用であり[26]，モニタリングに用いる際には他疾患の合併や服用中の薬剤の影響を受ける可能性を考慮する必要がある．

4. FeNO と血中好酸球数の組み合わせ

　FeNO と血中好酸球数を組み合わせた複合的指標が，喘息治療の反応性や増悪リスクの予測に有用であるか検討されている．中等症および重症喘息患者を対象に実施された The LIBERTY ASTHMA QUEST STUDY の post hoc 解析では，FeNO のカットオフ値を 25 ppb としたとき，血中好酸球（≧150/μL）と前年 1 年間の増悪回数（≧2 回/年）を組み合わせることで増悪リスクが高い患者の推定に有用であったことが報告された[27]．FeNO と血中好酸球数を組み合わせた指標は特にコントロールが不十分な喘息患者のモニタリングや予後予測における有用性が期待されており，活発に臨床研究が進められている[28]．

文献

1) Bates CA, Silkoff PE. Exhaled nitric oxide in asthma: from bench to bedside. J Allergy Clin Immunol 2003; **111**: 256-262.
2) Butler CA, Heaney LG. Fractional exhaled nitric oxide and asthma treatment adherence. Curr Opin Allergy Clin Immunol 2021; **21**: 59-64.
3) Smith AD, et al. Exhaled nitric oxide: a predictor of steroid response. Am J Respir Crit Care Med 2005; **172**: 453-459.
4) Smith AD, et al. Use of exhaled nitric oxide measurements to guide treatment in chronic asthma. N Engl J Med 2005; **352**: 2163-2173.
5) Truong-Thanh T, et al. The beneficial role of FeNO in association with GINA guidelines for titration of inhaled corticos-

teroids in adult asthma: a randomized study. Adv Med Sci 2020; **65**: 244-251.

6) Powell H, et al. Management of asthma in pregnancy guided by measurement of fraction of exhaled nitric oxide: a double-blind, randomised controlled trial. Lancet 2011; **378**: 983-990.

7) Morten M, et al. Managing Asthma in Pregnancy (MAP) trial: FENO levels and childhood asthma. J Allergy Clin Immunol 2018; **142**: 1765-1772.e1764.

8) Murphy VE, et al. Biomarker-guided management reduces exacerbations in non-eosinophilic asthma in pregnancy: a secondary analysis of a randomized controlled trial. Respirology 2020; **25**: 719-725.

9) Lange P, et al. A 15-year follow-up study of ventilatory function in adults with asthma. N Engl J Med 1998; **339**: 1194-1200.

10) Selroos O, et al. Asthma control and steroid doses 5 years after early or delayed introduction of inhaled corticosteroids in asthma: a real-life study. Respir Med 2004; **98**: 254-262.

11) Fukumitsu K, et al. Pretreatment alveolar nitric oxide levels predict improvement of pulmonary function 1 year following anti-asthma treatments in patients with inhaled corticosteroid-naïve asthma. Int Arch Allergy Immunol 2022; **183**: 479-489.

12) Matsunaga K, et al. Persistently high exhaled nitric oxide and loss of lung function in controlled asthma. Allergol Int 2016; **65**: 266-271.

13) van Veen IH, et al. Exhaled nitric oxide predicts lung function decline in difficult-to-treat asthma. Eur Respir J 2008; **32**: 344-349.

14) Bernholm KF, et al. FeNO-based asthma management results in faster improvement of airway hyperresponsiveness. ERJ Open Res 2018; **4** (4).

15) Asano T, et al. Small airway inflammation is associated with residual airway hyperresponsiveness in Th2-high asthma. J Asthma 2020; **57**: 933-941.

16) Spergel JM, et al. Correlation of exhaled nitric oxide, spirometry and asthma symptoms. J Asthma 2005; **42**: 879-883.

17) Fukuhara A, et al. Clinical characteristics of cough frequency patterns in patients with and without asthma. J Allergy Clin Immunol Pract 2020; **8**: 654-661.

18) Kurokawa R, et al. Nasal polyp eosinophilia and FeNO may predict asthma symptoms development after endoscopic sinus surgery in CRS patients without asthma. J Asthma **2022**; 59: 1139-1147.

19) Green RH, et al. Asthma exacerbations and sputum eosinophil counts: a randomised controlled trial. Lancet 2002; **360**: 1715-1721.

20) Broekema M, et al. Airway eosinophilia in remission and progression of asthma: accumulation with a fast decline of FEV_1. Respir Med 2010; **104**: 1254-1262.

21) Contoli M, et al. Fixed airflow obstruction due to asthma or chronic obstructive pulmonary disease: 5-year follow-up. J Allergy Clin Immunol 2010; **125**: 830-837.

22) McGrath KW, et al. A large subgroup of mild-to-moderate asthma is persistently noneosinophilic. Am J Respir Crit Care Med 2012; **185**: 612-619.

23) Price DB, et al. Blood eosinophil count and prospective annual asthma disease burden: a UK cohort study. Lancet Respir Med 2015; **3**: 849-858.

24) Hancox RJ, et al. Associations between blood eosinophils and decline in lung function among adults with and without asthma. Eur Respir J 2018; **51**: 1702536.

25) Spector SL, Tan RA. Is a single blood eosinophil count a reliable marker for "eosinophilic asthma?". J Asthma 2012; **49**: 807-810.

26) Asano T, et al. Serum periostin as a biomarker for comorbid chronic rhinosinusitis in patients with asthma. Ann Am Thorac Soc 2017; **14**: 667-675.

27) Busse WW, et al. Baseline FeNO as a prognostic biomarker for subsequent severe asthma exacerbations in patients with uncontrolled, moderate-to-severe asthma receiving placebo in the LIBERTY ASTHMA QUEST study: a post-hoc analysis. Lancet Respir Med 2021; **9**: 1165-1173.

28) Couillard S, et al. Derivation of a prototype asthma attack risk scale centred on blood eosinophils and exhaled nitric oxide. Thorax 2022; **77**: 199-202.

3・タイプ2炎症評価の意義と結果の解釈

2 重症喘息

A. 総論

ポイント

- 重症喘息においてタイプ 2 炎症バイオマーカーの測定は炎症表現型の評価と治療方針の選択に不可欠である.
- FeNO, 血中好酸球, 喀痰中好酸球, 血清 IgE が高値でタイプ 2 炎症が認められる場合に生物学的製剤の適応がある. タイプ 2 炎症が認められない場合にも有効なテゼペルマブが承認された.
- 各バイオマーカーの特徴やステロイド薬の影響を理解して実臨床で適切に活用することが重要である.

　喘息の確実な診断や吸入手技・アドヒアランスの確認と指導, 併存症や増悪因子の管理を徹底することに加えて, 高用量吸入ステロイド薬および長時間作用性吸入 β_2 刺激薬を中心とした治療を導入してもコントロールされない場合に重症喘息の診断が確定する. そのうえでタイプ 2 炎症バイオマーカーを測定する意義は, タイプ 2 炎症や非タイプ 2 炎症など患者個別の炎症表現型を評価することでより適正な治療方針の選択に結びつけていくことにある. 表 1 に Global Initiative for Asthma に記載される治療中の喘息患者におけるタイプ 2 炎症の目安を示した[1].

表 1　タイプ 2 炎症の目安

- 血中好酸球 ≧ 150/μL*　および / または
- FeNO ≧ 20 ppb*　および / または
- 喀痰中好酸球 ≧ 2%　および / または
- 喘息は臨床的にアレルギー性である　および / または
- 経口ステロイド薬の定期使用を必要とする

* 経口ステロイド薬を定期使用中の場合はできるだけ低用量のもとで 3 回まで再検する
(Global Initiative for Asthma. Global Strategy for Asthma Management and Prevention, 2021.　https://ginasthma.org/ より作成)

1. 重症喘息におけるタイプ 2 炎症バイオマーカーの概要と解釈 (表 2)

A. 呼気 NO 濃度 (FeNO)

　主に IL-4/IL-13 の作用により産生が亢進するバイオマーカーであるため, 抗 IL-4 受容体抗体であるデュピ

ルマブの治療により低下する．一方，IL-5を標的とするメポリズマブやベンラリズマブの影響については一貫した報告がないが，最近はこれらの生物学的製剤でもFeNOが効果予測因子になりうる可能性が報告されている[2,3]．

B．血中好酸球

好酸球は主にIL-5により成熟や活性化が促進されるため，IL-5を標的とするメポリズマブやベンラリズマブの治療により低下する．好酸球性重症喘息の診断には複数回の測定が必要である[4]．FeNOと血中好酸球がともに高値を示す患者では増悪のリスクが高いことが報告されている[5]．また，全身性ステロイド薬はFeNOに比べて血中好酸球をより大きく低下させる傾向がある[6]．

C．喀痰中好酸球

日常診療で喀痰中好酸球を測定できる施設は少ない．細胞分画を評価する簡便な方法を表2に示した[7]．

表2　重症喘息におけるタイプ2炎症バイオマーカーの概要と解釈

バイオマーカー	概要	解釈
呼気NO濃度 (FeNO)	IL-4/IL-13に関連したタイプ2気道炎症のバイオマーカー	• カットオフ値：20 ppbおよび35 ppb • 血中好酸球，喀痰中好酸球，血清IgEと中等度に相関する • 鼻炎や副鼻腔炎でも高値となるが，下気道の炎症状態を反映する • 服薬アドヒアランスの指標として有用である • FeNOと血中好酸球がともに高値を示す患者は特に増悪のリスクが高い • 呼吸機能の経年低下の予測因子である • デュピルマブの効果予測因子である • 全身性ステロイド薬を定期使用中でも高値な場合はステロイド抵抗性を示唆する
血中好酸球	IL-5に関連した全身または気道の好酸球性炎症のバイオマーカー	• カットオフ値：150/μLおよび300/μL • 好酸球性重症喘息の診断には複数回の測定が必要である • FeNOと乖離することがある • 喀痰中好酸球の予測精度はFeNOと同等である • FeNOと血中好酸球がともに高値を示す患者では特に増悪のリスクが高い • メポリズマブ，ベンラリズマブ，デュピルマブの効果予測因子である • 全身性ステロイド薬を定期使用中でも高値な場合にはステロイド抵抗性を示唆する • 全身性ステロイド薬はFeNOよりも血中好酸球を低下させる傾向がある
喀痰中好酸球	IL-5に関連した気道の好酸球性炎症のバイオマーカー	• カットオフ値：2％または3％ • 自然喀痰または誘発喀痰で測定する • 処理に時間を要し喀痰採取成功は約半数である （参考）簡便な測定法：合わせガラス法[7] 　採取した喀痰に喀痰溶解剤6mLを加えて500G，5分間遠心分離する．沈査量200μLから1滴（15μL）を1枚のスライドガラスに載せ，もう1枚のスライドガラスと3〜5回すり合わせて塗抹固定する．冷風乾燥後ギムザ染色を行い検鏡する
血清IgE	IL-4に関連したアレルギー性炎症のバイオマーカー	• カットオフ値：総IgE 173 IU/mL（FEIA法） • 特異的IgE抗体価 0.70 IU/mL，class 2 • 真菌抗原は喘息の重症化と関連し，経過中に陽転する場合もあり数年毎に再検することを考慮する

D.　血清 IgE

　血清特異的 IgE は環境指導や抗 IgE 抗体であるオマリズマブの適応を検討する際に有用なバイオマーカーである [8]．オマリズマブの効果予測因子としての血清総 IgE，特異的 IgE の意義は確立していない．真菌抗原は陽性カットオフ値をクラス 1 とする考え方がある．

　重症喘息におけるタイプ 2 炎症バイオマーカーの概要と解釈について述べた．タイプ 2 炎症バイオマーカーを用いた重症喘息の病態・病型の評価と診断，生物学的製剤の選択，モニタリングについては以下の各論を参照されたい．

文献

1) Global Initiative for Asthma. Global Strategy for Asthma Management and Prevention, 2021.　https://ginasthma.org/
2) Menzies-Gow A, et al. Clinical utility of fractional exhaled nitric oxide in severe asthma management. Eur Respir J 2020; **55**: 1901633.
3) Khatri SB, et al. Use of Fractional Exhaled Nitric Oxide to Guide the Treatment of Asthma: An Official American Thoracic Society Clinical Practice Guideline. Am J Respir Crit Care Med 2021; **204**: e97-e109.
4) Azim A, et al. Clinical evaluation of type 2 disease status in a real-world population of difficult to manage asthma using historic electronic healthcare records of blood eosinophil counts. Clin Exp Allergy 2021; **51**: 811-820.
5) Soma T, et al. Implication of fraction of exhaled nitric oxide and blood eosinophil count in severe asthma. Allergol Int 2018; **67S**: S3-S11.
6) Oishi K, et al. A trial of oral corticosteroids for persistent systemic and airway inflammation in severe asthma. Immun Inflamm Dis 2017; **5**: 261-264.
7) Takahashi M, Urabe M. A new cell concentration method for cancer cytology of sputum. Cancer 1963; **16**: 199-204.
8) 福冨友馬ほか．吸入アレルゲン回避のための室内環境整備の手法と予防効果．独立行政法人環境再生保全機構，第 9 期環境保全調査研究，2013.

B. 診断における意義

　主たる喘息病態として2型ヘルパーT細胞（Th2）や2型自然リンパ球（ILC2）が産生する2型サイトカイン（IL-4，IL-5，IL-13など）が炎症細胞あるいは気道の構成細胞に作用し，いわゆる"タイプ2炎症"が惹起され，その結果気道炎症が起きる．わが国における重症喘息においてタイプ2炎症を呈する病態は80％を占めるといわれており[1]，このタイプ2炎症を判断するにあたって汎用性の高いバイオマーカーとして代表的なものに喀痰中および血中好酸球，FeNO，血清IgEがある．近年次々と上市されている生物学的製剤はこれらタイプ2炎症を標的とした薬剤であるが，どのタイプ2炎症バイオマーカーがそれぞれの薬剤の効果予測に有用であるかは現在様々な検討が行われている．本項では各々のバイオマーカーの特性をタイプ2気道炎症ならびに生物学的製剤との関連を含めて概説する．

1. 重症喘息におけるタイプ2炎症バイオマーカーのかかわり

　抗原（アレルゲン）が体内侵入後，抗原提示細胞によって抗原特異的な受容体を持つTh2細胞が誘導され，さらに同じ抗原が侵入するとTh2細胞からIL-4，IL-5，IL-13などのタイプ2サイトカインが産生され，多くの免疫細胞に影響を与え病態が形成される．このような獲得免疫による一連の反応が主たる喘息病態といわれてきた．それぞれのサイトカインの代表的な役割としてIL-4はB細胞からのIgE抗体の産生を誘導し，アレルゲンと結合したIgE抗体はマスト細胞や好塩基球からのケミカルメディエーターを放出する．IL-5は好酸球性炎症を誘導し，IL-13は気道上皮細胞や平滑筋に作用して杯細胞過形成やリモデリングを誘導することが知られている．一方でアレルゲンを介した感作が明らかでない非アトピー型喘息や，ウイルス感染などの非特異的な刺激によって喘息増悪が誘導される機序には不明な点が多かった．しかし，2010年にILC2が発見されたことを契機にこれらの疑問点が明らかとなった[2]．ILC2は気道上皮細胞由来のサイトカインであるIL-33，TSLP，IL-25によって抗原非特異的に活性化され，大量のIL-5やIL-13を産生する．ILC2は非アトピー型喘息やウイルス感染など気道上皮障害時に誘導される自然免疫を介した喘息増悪に大きく寄与する細胞であることがわかった．このように喘息病態，特にタイプ2気道炎症にはTh2細胞による獲得免疫を介した炎症，ILC2による自然免疫を介した炎症の大きく分けた2つの機序がかかわっている[3]．また最近では喘息における自然免疫と獲得免疫はタイプ2サイトカインやプロスタグランジンなどの脂質メディエーターを介してクロストークしながら病態を形成していることも明らかになってきた．さらに重症喘息の病態において問題となるステロイド薬治療への抵抗性あるいは低感受性の原因としてILC2が関与していることも示された[4]．ILC2は上皮系サイトカインIL-33およびTSLP存在下でステロイド抵抗性を獲得し，喘息治療の中心であるステロイド薬の投与によってもILC2から産生される2型サイトカイン（IL-5，IL-13）は抑制されず病態が進行し，ついては喘息の重症化へと向かう．特に，全身性ステロイド薬を定期使用している重症喘息患者においてFeNOや血中好酸球数が持続的に高値を示す状況は，ステロイド抵抗性あるいは低感受性の炎症の存在を強く示唆している．ステロイド抵抗性を獲得したILC2に対する有効な治療薬がない現状ではILC2とそれぞれの炎症性細胞をつなぐタイプ2サイトカインを抑制する治療，すなわちこれらのサイトカインを標的にした生物学的製剤の適切な選択が重症喘息における重要な治療戦略と考えられている．そしてこれらの生物学的製剤の有効性を予測する手段としてタイプ2炎症バイオマーカーが重要となってくる（図1）.

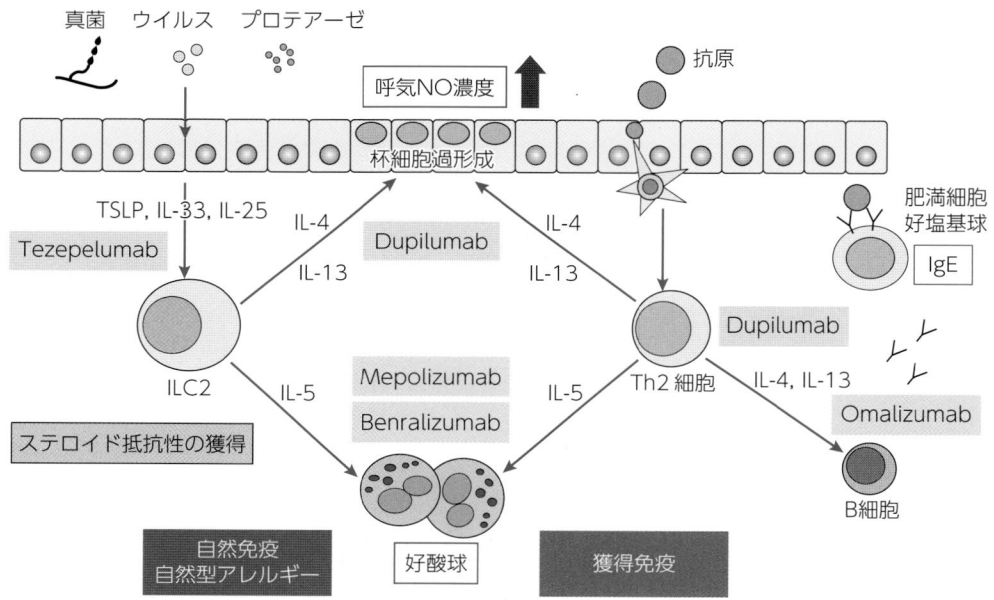

図1　バイオマーカーの分子メカニズムと生物学的製剤の治療標的

　　　主に，血中および喀痰中の好酸球は IL-5 に関連するタイプ 2 炎症の状態を反映しており，呼気 NO 濃度は IL-4/IL-13 に関連するタイプ 2 炎症の状態を反映している．Omalizumab：オマリズマブ（抗 IgE 抗体），Mepolizumab：メポリズマブ（抗 IL-5 抗体），Benralizumab：ベンラリズマブ（抗 IL-5 受容体抗体），Dupilumab：デュピルマブ（抗 IL-4 受容体抗体），Tezepelumab：テゼペルマブ（抗 TSLP 抗体）

2. 重症喘息におけるタイプ 2 炎症バイオマーカーの診断における意義

A. 喀痰中および血中好酸球

　好酸球は喘息病態における中心的なエフェクター細胞のひとつであり，病態を反映する重要なバイオマーカーである．日本アレルギー学会刊行の『喘息予防・管理ガイドライン 2021』においても喘息の診断の目安のひとつに気道炎症の存在があげられているが，さらに「好酸球性の場合は診断的価値が高い」と付記されている．なかでも喀痰中好酸球は気道の好酸球浸潤を反映しており，好酸球性気道炎症を把握するための重要なバイオマーカーとして位置づけられる[5]．実際，重症喘息患者を対象とした臨床試験では喀痰中好酸球の割合を 3% カットオフ値と考えた場合，重症喘息のうち 53% が好酸球性喘息であることが示されている[6]．また英国の研究では吸入ステロイド薬を中心とした喘息治療薬の調節を，ガイドラインと喀痰中好酸球数測定に基づいて行った結果，喀痰中好酸球を用いて検討したほうがより増悪を抑制できることが示されており，喀痰中好酸球は治療反応性の指標としても重要なバイオマーカーであることが示されている[7]．さらに胸部 CT 上で指摘された粘液栓を検討した報告では，粘液栓の所見を多く認める症例ほど喀痰中好酸球数が多く，さらにはそこに発現する IL-5 発現量も多いこと，気流閉塞の程度と関連性を認めることが示されている[8]．このように喀痰中好酸球数は好酸球性重症喘息の診断に重要であり，将来の増悪や呼吸機能低下のリスクと関連し，抗炎症治療薬の調節においても有用なバイオマーカーである．安定期の喘息患者では検体採取が困難な場合もあるが，その際には 3〜5% の高張食塩水による誘発喀痰が有用なことが多い．この手技における合併症のひとつに気道収縮があるため，あらかじめ β_2 刺激薬を吸入して検体採取を行うことが推奨されている．

　一方，血中好酸球数は低侵襲で簡便に測定できるバイオマーカーである．膠原病や悪性腫瘍などの他疾患や薬剤の影響でも高値を示すことがあるが，実際に喘息の補助診断として用いることができるバイオマーカー

であり，その値が高値であるほど喘息症状や呼吸機能が悪く，喘息増悪に関連することが複数の研究で示されている[9,10]．また重症喘息においては，血中好酸球数は好酸球性気道炎症の程度を反映し，血中好酸球が多いほど気流閉塞の重症度が高い[11]．喀痰中好酸球と血中好酸球の相関について重症喘息を対象とした研究では，喀痰中好酸球2%以上を予測する血中好酸球数の値は300/μLにおいて感度59.7%，特異度84.4%，450/μLで感度49.3%，特異度97.0%と報告されており，血中好酸球数を参照し好酸球性気道炎症の存在を推定することが可能である[12]．以上より血中好酸球数は簡便でタイプ2炎症の診断や評価に適したバイオマーカーのひとつである．

B. FeNO

NOの生成に重要な誘導型NO合成酵素はIL-4，IL-13の刺激下で気道上皮での発現が亢進することからタイプ2気道炎症を有する喘息では高値を示すことが知られている[13]．またFeNOと喀痰中好酸球は相関することが多くの研究で報告されており，タイプ2気道炎症のバイオマーカーとして重要な指標である．FeNOの優れている点は非侵襲的かつリアルタイムで測定結果が得られる点である．日本人においてアレルギー性疾患がない非喫煙健常成人のFeNOの平均値は15ppb，上限値は37ppbである[14]．喘息診断として考えた場合，FeNOのカットオフ値は22ppb（感度91%，特異度84%）であり，正常上限の37ppbを閾値とした場合は喘息診断に対するFeNOの感度52%，特異度99%であった[15]．日本呼吸器学会では吸入ステロイド薬未治療で喘息を疑わせる症状に加えFeNOが22ppb以上なら喘息である可能性が高く，35ppb以上であればほぼ確実に喘息と診断できると提唱している[16]．一方でアレルギー性鼻炎，レタスなど硝酸塩を含有する食物の摂取などはFeNOの上昇と関連し，喫煙，アルコール摂取，呼吸機能検査で誘発される気道狭窄などはFeNOの低下と関連する交絡因子となりうる点を留意しておく必要がある．

生物学的製剤とFeNOとの関連については，FeNOは血中好酸球，血清ペリオスチンとともに抗IgE抗体（オマリズマブ）使用時の増悪抑制の予測マーカーである可能性を示した報告がある[17]．オマリズマブ導入後にFeNOが低下するという報告もある[18]．また抗IL-4Rα抗体（デュピルマブ）は喘息患者に投与するとFeNOを低下させ，増悪の減少や呼吸機能改善などの臨床効果との関連を認めている[19]．この理由としては，NO産生にIL-4/IL-13がかかわるためと考えられる．ちなみにデュピルマブは血清総IgEや遊走因子であるケモカインのTARCやエオタキシンも低下させることからタイプ2炎症を広範に抑制できる可能性が示唆されている．一方で，IL-5を標的とした生物学的製剤により全身および気道局所の好酸球性炎症は有意に抑制されるが，FeNOがその効果予測因子として有用であるかについては現時点で一定の見解が得られていない．

C. 血清IgE

IgEはTh2細胞から産生されるIL-4によりB細胞がIgE産生細胞にクラススイッチすることで産生され，好塩基球や肥満細胞の表面にある高親和性受容体（FcεRI）に結合することでヒスタミンなどの脱顆粒を誘発する．IgEはアトピー型喘息の診断における重要なバイオマーカーであり，特に若年層においては，血清IgEがIL-4，IL-5，IL-13などのタイプ2サイトカインと相関を示す報告もある[20]．抗IgE抗体であるオマリズマブの使用に際して，その投与量は投与前の血清IgE濃度，体重を指標に決定され，投与を開始する判断にあたって重要なバイオマーカーである．オマリズマブの導入後，本剤の標的分子である血清遊離IgE値は速やかに低下する[21]．しかし，血清遊離IgE値は一般検査としては測定することができず，さらにオマリズマブの一部は血清IgEと結合して血中に存在するため臨床現場で測定可能な総IgE値を用いて治療効果のモニタリングを行うことは難しい．

重症喘息におけるステロイド抵抗性などの病態理解や炎症表現型の評価と診断において喀痰中および血中好酸球，FeNO，血清IgEなどのタイプ2炎症バイオマーカーは重要な役割を果たす．また，現在本邦におい

3・タイプ2炎症評価の意義と結果の解釈

て使用できるタイプ2炎症をターゲットとした4つの生物学的製剤（オマリズマブ，メポリズマブ，ベンラリズマブ，デュピルマブ）の選択においてこれらのバイオマーカーはより適切な薬剤を使用していく上で重要な情報をもたらす．

文献

1）Nagase H. Severe asthma in Japan. Allergol Int 2019; **68**: 167-171.
2）Moro K, et al. Innate production of T(H)2 cytokines by adipose tissue-associated c-Kit (+) Sca-1 (+) lymphoid cells. Nature 2010; **463**: 540-544.
3）de Groot JC, et al. Management of the patient with eosinophilic asthma: a new era begins. ERJ Open Res 2015; **23**; 1.
4）Liu S, et al. Steroid resistance of airway type 2 innate lymphoid cells from patients with evere asthma: the role of thymic stromal lymphopoietin. J Allergy Clin Immunol 2018; **141**: 257-268.
5）Bateman ED, et al. Global Strategy for Asthma Management and Prevention: GINA executive summary. Eur Respir J 2008; **31**: 143-178.
6）Green RH, et al. Asthma exacerbations and sputum eosinophil counts: a randomized controlled trial. Lancet 2002; **360**: 1715-1721.
7）Schleich F, et al. Heterogeneity of phenotypes in severe asthmatics. The Belgian Severe Asthma Registry (BSAR). Respir Med 2014; **108**: 1723-1732.
8）Dunican EM, et al. Mucus plugs in patients with asthma linked to eosinophilia and air flow obstruction. J Clin Invest 2018; **128**: 997-1009.
9）Schleich FN, et al. Importance of concomitant local and systemic eosinophilia in uncontrolled asthma. Eur Respir J 2014; **44**: 97-108.
10）Price DB, et al. Blood eosinophil count and prospective annual asthma disease burden: a UK cohort study. Lancet Respir Med 2015; **3**: 849-858.
11）Bumbacea D, et al. Parameters associated with persistent airflow obstruction in chronic severe asthma. Eur Respir J 2004; **24**: 122-128.
12）Fowler SJ, et al. High blood eosinophil counts predict sputum eosinophilia in patients with severe asthma. J Allergy Clin Immnol 2015; **135**: 822-824.
13）Chibana K, et al. IL-13 induced increases in nitrite levels are primarily driven by increases in inducible nitric oxide synthase as compared with effects on arginases in human primary bronchial epithelial cells. Clin Exp Allergy 2008; **38**: 936-946.
14）Matsunaga K, et al. Reference ranges for exhaled nitric oxide fraction in healthy Japanese adult population. Allergol Int 2010; **159**: 363-367.
15）Matsunaga K, et al. Exhaled nitric oxide cutoff values for asthma diagnosis according to rhinitis and smoking status in Japanese subjects. Allergol Int 2011; **60**: 331-337.
16）Matsunaga K, et al. An official JRS statement: the principles of fractional exhaled nitric oxide (FeNO) measurement and interpretation of the results in clinical practice. Respir Investig 2021; **59**: 34-52.
17）Ortega HG, et al. Severe eosinophilic asthma treated with mepolizumab stratified by baseline eosinophil thresholds: a secondary analysis of the DREAM and MENSA studies. Lancet Respir Med 2016; **4**: 549-556.
18）Mansur AH, et al. Longterm clinical outcomes of omalizumab therapy in severe allergic asthma: study of efficacy and safety. Respir Med 2017; **124**: 36-43.
19）Castro M, et al. Dupilumab efficacy and safety in moderate-to-sever uncontrolled asthma. N Engl J Med 2018; **378**: 2486-2496.
20）Peters MC, et al. Refractory airway type 2 inflammation in a large subgroup of asthmatic patients treated with inhaled corticosteroids. J Allergy Clin Immnol 2008; **18**: 30390-30397.
21）Tajiri T, et al. Utility of serum periostin and free IgE levels in evaluating responsiveness to omalizumab in patients with severe asthma. Allergy 2016; **71**: 1472-1479.

C. 治療の選択

　重症喘息は，そのコントロールを維持するために，高用量吸入ステロイド薬および長時間作用性吸入 β_2 刺激薬に加えてその他の長期管理薬の併用を要するか，これらの治療でもコントロール不良な喘息と定義されている[1]．治療中の喘息患者の5〜10%が重症喘息であり，重症かつコントロール不良である患者は2.5%を占める[2]．重症喘息の70〜88%はタイプ2炎症を有している[3,4]．血中好酸球数やFeNOが高値であるほど増悪頻度は高く[5]，FeNOは1秒量の経年低下量と相関することから[6]，タイプ2炎症が強いほど喘息が重症化することが示唆されている．

　わが国では，生物学的製剤として，抗IgE抗体，抗IL-5抗体，抗IL-5Rα抗体，抗IL-4Rα抗体，抗TSLP抗体が使用可能である．これらの薬剤は，主にタイプ2炎症を標的としていることから，生物学的製剤は重症喘息に対する重要な治療選択肢である．

　生物学的製剤は標的分子に選択的に作用することから，生体内での標的分子のモニタリングが，その効果予測に有用な可能性が想定される．実際，生物学的製剤の効果予測因子として，IL-4，IL-13が産生を制御するFeNOや，IL-5の作用を反映する血中好酸球数の有用性が確立しており，選択や適応を考慮する際には，これらの測定の重要性が高い．各薬剤についてタイプ2炎症バイオマーカーの測定意義と解釈について述べる．

1. 抗IgE抗体［オマリズマブ（ゾレア®）］

　オマリズマブは，IgEに結合する抗IgE抗体である．通年性吸入抗原に対して陽性を示し，体重および初回投与前血清中総IgE濃度が投与量換算表で定義される基準を満たす場合に本剤を投与する（表1）．すなわち，血清総IgE値が30〜1,500 IU/mL かつ，ダニなどの通年性吸入抗原に対する特異的IgEが陽性の重症喘息が適応となる．

　オマリズマブでは血清総IgE値によらず増悪抑制効果が認められており，効果における濃度依存性は示されていない[7]．また，感作アレルゲン数や，通年性や季節性のアレルゲンの種類にかかわらず増悪抑制効果が認められている[8]．さらに，吸入抗原への感作が証明されない非アトピー型喘息においても（保険適用外），増悪抑制効果が認められており[9]，肺局所でのIgE依存型アレルギーに対する効果が推定されている．FeNOや血中好酸球数と増悪抑制効果との関連については，高値群で効果が高いとする報告と[10]，関連がないとする報告がある[11]．以上のことから，オマリズマブの効果予測因子として，血清総IgE値，特異的IgE抗体，FeNO，血中好酸球数を評価する意義は，明確には確立していない．

2. 抗IL-5療法［メポリズマブ（ヌーカラ®），ベンラリズマブ（ファセンラ®）］

　IL-5を標的とする生物学的製剤として，わが国では2剤が使用可能である．メポリズマブ（ヌーカラ®）は抗IL-5抗体であり，ベンラリズマブ（ファセンラ®）はIL-5が結合するIL-5Rαに対する抗体である．ベンラリズマブは，IL-5のシグナル伝達の阻害に加えて，ADCC（antibody-dependent cellular mediated cytotoxicity）活性により好酸球を除去する．メポリズマブとベンラリズマブの一貫した臨床効果の差異は示されておらず，

表1　生物学的製剤の投与対象患者

すべての生物学的製剤投与の要否の判断にあたっては，以下に該当する患者であることを確認する. □気管支喘息の確定診断がなされている. □高用量の ICS とその他の長期管理薬（LABA〔配合剤を含む〕，LAMA，LTRA，テオフィリン徐放製剤）を併用してもコントロール不良で，かつ全身性ステロイド薬の投与などが必要な喘息増悪を年に1回以上きたす場合．ただし，デュピルマブとテゼペルマブは中用量の ICS 使用下でも選択可能であるが，医師により ICS を高用量に増量することが副作用等により困難であると判断された場合に限る.
オマリズマブ（抗 IgE 抗体）： 上記の必須項目に加え，以下の両項目を満たす患者であることが望ましい. □通年性吸入抗原に対して特異的 IgE 抗体陽性を示す. □体重および初回投与前の血清総 IgE 濃度が投与量換算表で定義される基準を満たす.
メポリズマブ（抗 IL-5 抗体）とベンラリズマブ（抗 IL-5Rα抗体）： 上記の必須項目に加え，以下の項目を満たす患者であることが望ましい. □血中好酸球数が 150/μL 以上，または過去 12 ヵ月間に 300/μL 以上を認める患者.
デュピルマブ（抗 IL-4Rα抗体）： 上記の必須項目に加え，以下の項目いずれかを満たす患者であることが望ましい. □血中好酸球数が 150/μL 以上，または FeNO が 25 ppb 以上である患者. □血清総 IgE 値が 167 IU/mL 以上である患者.
テゼペルマブ（抗 TSLP 抗体）： 上記の必須項目を満たす患者.

ICS：吸入ステロイド薬，LABA：長時間作用性吸入 β₂ 刺激薬，LAMA：長時間作用性吸入抗コリン薬，LTRA：ロイコトリエン受容体拮抗薬
（日本呼吸器学会・日本アレルギー学会．成人気管支喘息における生物学的製剤の適正使用ステートメント，2020.[31] より作成）

メタ解析ではメポリズマブが優れるとする報告と[12]，同等とする報告[13]がある.

メポリズマブとベンラリズマブは，投与前の血中好酸球数が多いほど，増悪抑制効果が大きい[14,15]．メポリズマブについては，血中好酸球数が投与開始時に 150/μL 以上，または過去 12 ヵ月間に 300/μL 以上であった患者で，有意な増悪抑制効果が示されている[16]．ベンラリズマブについての統合解析でも，血中好酸球数が 150/μL 以上の患者で，増悪抑制効果が認められている[15]．一方，メポリズマブ[14]，ベンラリズマブ[15]の双方で，投与開始時に血中好酸球数が 150/μL 未満の患者では有意な増悪抑制効果は認められていない.

血清総 IgE 値については，抗 IL-5 療法の効果との関連は明確に示されてない[17,18]．FeNO はメポリズマブの効果とは関連しないが[18]，ベンラリズマブでは FeNO 高値の場合に効果が高いとする報告があるものの[19]，結果は分かれており[20]，さらなる検証が必要である.

このように，抗 IL-5 療法の効果予測因子として，血中好酸球数を測定する意義が確立しており血中好酸球数が 150/μL 以上の患者に投与することが望ましい（表1）.

3.　抗 IL-4 受容体α（IL-4Rα）抗体［デュピルマブ（デュピクセント®）］

IL-4Rα は IL-4 と IL-13 が共通して結合するサブユニットであり，本剤は IL-4 および IL-13 のシグナル伝達を阻害することによりタイプ2炎症反応を抑制する.

デュピルマブの効果予測因子としては，FeNO が 25 ppb 以上の患者で濃度依存的に増悪抑制効果と1秒量の改善を認めている[21]．FeNO 産生に関与する誘導型 NO 合成酵素は，デュピルマブの標的分子である IL-4 や IL-13 で活性が制御されているため，FeNO が効果予測因子となっていることが示唆されている.

血中好酸球数についても，好酸球数依存的に 150/μL 以上で増悪抑制効果を認め，300/μL 以上で1秒量の改善を認めている[21]．デュピルマブは IL-4 の作用を阻害することで Th2 細胞や ILC2 など種々の炎症細胞の活性を抑制し，その結果，これらの細胞からの IL-5 産生が低下する可能性がある．そのため，血中好酸球数

がデュピルマブの効果予測因子となっていると考えられる.

　FeNO と血中好酸球数を組み合わせた場合，FeNO 25 ppb 以上，かつ血中好酸球数 150/μL 以上である双方高値群で増悪抑制効果が最も高かった[21]．一方，双方低値の患者では増悪抑制効果が認められていないため，デュピルマブは血中好酸球数が 150/μL 以上，FeNO が 25 ppb 以上のいずれかを満たす患者に投与することが推奨される（表1）.

　血清総 IgE 値とデュピルマブの効果との関連については，濃度依存性が乏しいが，167 IU/mL 以上で有意な1秒量の改善を認め，449 IU/mL 以上で有意な増悪抑制を認めている[21]．したがって，血清総 IgE 値が 167 IU/mL 以上である場合に投与が考慮される（表1）.

　また，経口ステロイド薬内服中の患者では，血中好酸球や FeNO が高値のほうがステロイド減量効果が高い傾向があるが，これらが低値でも効果は認められており[22]，使用を考慮しうる.

　他の生物学的製剤が十分奏効せず，デュピルマブに変更した場合，FeNO が 25 ppb 以上であれば，低値の場合と比較して奏効率が高いことが報告されている[23].

4. 抗 TSLP 抗体 ［テゼペルマブ（テゼスパイア®）］

　TSLP はウイルス感染やアレルゲン曝露後に気道上皮細胞などから放出され，Th2 分化や ILC2 のステロイド抵抗性に関与することが示唆されている．抗 TSLP 抗体であるテゼペルマブは，喘息増悪を抑制し，1秒量や喘息症状[24]，マンニトールに対する気道過敏性を改善した[25]．血中好酸球数や FeNO が高値のほうが，増悪抑制効果は高い傾向があるが，血中好酸球数が 150/μL 未満や FeNO が 25 ppb 未満であっても，増悪抑制効果は認められた．タイプ2炎症が弱い患者へも効果が認められる背景として，TSLP による IL-17 産生増強効果や，好中球からの TSLP 産生が，関与している可能性が示唆されている[26,27].

5. 生物学的製剤の選択におけるタイプ2炎症バイオマーカーの位置づけ（図1）

　重症喘息において，約30%は4種の生物学的製剤すべてに適応を有するため，重複適応患者では薬剤選択の目安が必要となる[28].

　血中好酸球数や FeNO は濃度依存的に生物学的製剤の効果と関連しているため，現状としてはこの2つの指標で薬剤選択を検討することが妥当である.

　図1に，血中好酸球数と FeNO で分類した生物学的製剤の適応を示す．FeNO 単独高値群では（A），デュピルマブの適応が考慮される．血中好酸球数と FeNO が双方低値である群（B）では，抗 IL-5 療法やデュピルマブの効果は限定的である．好酸球高値群では（C），抗 IL-5 療法とデュピルマブの双方が適応として考えられる．後ろ向き検討では，双方の薬剤で同等の増悪抑制効果が認められているが[29]，相対的に血中好酸球数が高値の場合は抗 IL-5 療法の，FeNO が高値の場合はデュピルマブの効果が高い可能性がある．また，併存症も加味して適応を考える（表2）.

　一方，オマリズマブについては，血中好酸球数と FeNO がオマリズマブの効果と明確には関連しないことから，いずれの領域でも治療選択肢として考慮されうる．いずれの領域でも約半数の患者が投与適応を満たす[30].

　テゼペルマブについては，血中好酸球数や FeNO が高値の方が，増悪抑制効果は高い傾向があるが，低値であっても，増悪抑制効果は認められたため[24]，いずれの領域でも治療選択肢として考慮される.

3・タイプ2炎症評価の意義と結果の解釈

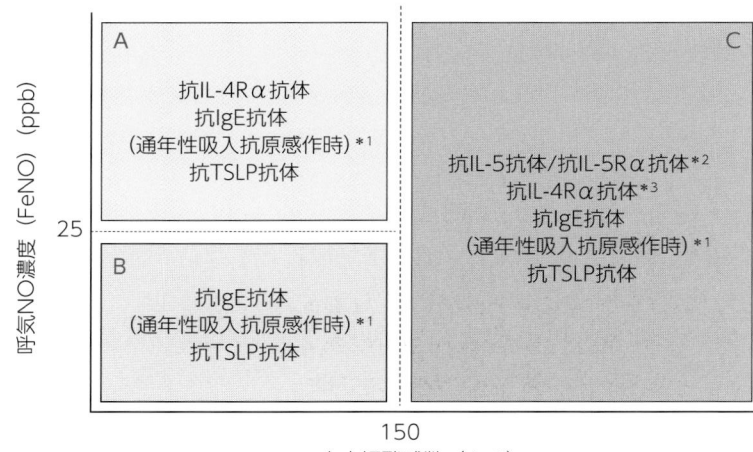

図1　血中好酸球数と FeNO で分類した生物学的製剤の適応

 *1：血清総 IgE が低値の場合は，安価に投与できる．重症季節性アレルギー性鼻炎，慢性蕁麻疹に適応を有する．
 *2：相対的に血中好酸球数高値の場合は，優先的に使用を考慮する．抗 IL-5 抗体は EGPA に適応を有する．
 *3：相対的に FeNO が高値の場合や，鼻茸を伴う慢性副鼻腔炎を有する場合は，優先的に使用を考慮する．アトピー性皮膚炎にも適応を有する．血中好酸球数 1,500/μL 以上では，安全性や効果は十分検討されていない．
 *4：血中好酸球数 1,500/μL 以上の場合，血液疾患，寄生虫感染症，その他の好酸球増加症を除外する．
 （日本アレルギー学会．アレルギー総合診療のための分子標的治療の手引き，2022[32]）を参考に作成）

表2　生物学的製剤の効果予測因子としてのタイプ2炎症バイオマーカーの有用性

	オマリズマブ	メポリズマブ	ベンラリズマブ	デュピルマブ	テゼペルマブ
作用機序	抗 IgE 抗体	抗 IL-5 抗体	抗 IL-5Rα 抗体	抗 IL-4Rα 抗体	抗 TSLP 抗体
血中好酸球数	△	○	○	○	○
FeNO	△	×〜△	×〜△	○	○
血清総 IgE	×	×	×	△	×
適応を有する併存症	・特発性の慢性蕁麻疹 ・季節性アレルギー性鼻炎	・好酸球性多発血管炎性肉芽腫症	なし	・アトピー性皮膚炎 ・鼻茸を伴う慢性副鼻腔炎	なし

○：効果予測における有用性が示されている
△：効果予測における有用性について結果が一貫しないか，効果に対する濃度依存性が乏しい
×：効果予測における有用性が十分に示されていない

文献

1) 一般社団法人日本アレルギー学会喘息ガイドライン専門部会（監修）．喘息予防・管理ガイドライン 2021，協和企画，2021.
2) Nagase H, et al. Prevalence, disease burden, and treatment reality of patients with severe, uncontrolled asthma in Japan. Allergol Int 2020; **69**: 53-60.
3) Frøssing L, et al. The prevalence of subtypes of type 2 inflammation in an unselected population of patients with severe asthma. J Allergy Clin Immunol Pract 2021; **9**: 1267-1275.
4) Denton E, et al. Cluster analysis of inflammatory biomarker expression in the international severe asthma registry. J Allergy Clin Immunol Pract 2021; **9**: 2680-2688. e7.
5) Kraft M, et al. Patient characteristics, biomarkers, and exacerbation risk in severe, uncontrolled asthma. Eur Respir J 2021; **58**: 2100413.
6) van Veen IH, et al. Exhaled nitric oxide predicts lung function decline in difficult-to-treat asthma. Eur Respir J 2008; **32**: 344-349.
7) Bousquet J, et al. Predicting and evaluating response to omalizumab in patients with severe allergic asthma. Respir Med 2007; **101**: 1483-1492.

8) Soong W, et al. Omalizumab response in patients with asthma by number and type of allergen. Ann Allergy Asthma Immunol 2021; **127**: 223-231.

9) Campo P, et al. Real-life study in non-atopic severe asthma patients achieving disease control by omalizumab treatment. Allergy 2021; **76**: 1868-1872.

10) Hanania NA, et al. Exploring the effects of omalizumab in allergic asthma: an analysis of biomarkers in the EXTRA study. Am J Respir Crit Care Med 2013; **187**: 804-811.

11) Casale TB, et al. Omalizumab effectiveness by biomarker status in patients with asthma: Evidence From PROSPERO, A Prospective Real-World Study. J Allergy Clin Immunol Pract 2019; **7**: 156-164 e1.

12) Busse W, et al. Anti-IL-5 treatments in patients with severe asthma by blood eosinophil thresholds: Indirect treatment comparison. J Allergy Clin Immunol 2019; **143**: 190-200 e20.

13) Bourdin A, et al. Matching-adjusted indirect comparison of benralizumab versus interleukin-5 inhibitors for the treatment of severe asthma: a systematic review. Eur Respir J 2018; **52**: 1801393.

14) Ortega HG, et al. Severe eosinophilic asthma treated with mepolizumab stratified by baseline eosinophil thresholds: a secondary analysis of the DREAM and MENSA studies. Lancet Respir Med 2016; **4**: 549-556.

15) FitzGerald JM, et al. Predictors of enhanced response with benralizumab for patients with severe asthma: pooled analysis of the SIROCCO and CALIMA studies. Lancet Respir Med 2018; **6**: 51-64.

16) Ortega HG, et al. Mepolizumab treatment in patients with severe eosinophilic asthma. N Engl J Med 2014; **371**: 1198-1207.

17) Chipps BE, et al. Benralizumab efficacy by atopy status and serum immunoglobulin E for patients with severe, uncontrolled asthma. Ann Allergy Asthma Immunol 2018; **120**: 504-511 e4.

18) Yancey SW, et al. Biomarkers for severe eosinophilic asthma. J Allergy Clin Immunol 2017; **140**: 1509-1518.

19) Watanabe H, et al. Blood eosinophil count and FeNO to predict benralizumab effectiveness in real-life severe asthma patients. J Asthma 2022; **59**: 1796-1804.

20) Jackson DJ, et al. Benralizumab effectiveness in severe asthma is independent of previous biologic use. J Allergy Clin Immunol Pract 2022; **10**: 1534-1544 e4.

21) Castro M, et al. Dupilumab efficacy and safety in moderate-to-severe uncontrolled asthma. N Engl J Med 2018; **378**: 2486-2496.

22) Rabe KF, et al. Efficacy and safety of dupilumab in glucocorticoid-dependent severe asthma. N Engl J Med 2018; **378**: 2475-2485.

23) Mummler C, et al. Dupilumab improves asthma control and lung function in patients with insufficient outcome during previous antibody therapy. J Allergy Clin Immunol Pract 2021; **9**: 1177-1185 e4.

24) Menzies-Gow A, et al. Tezepelumab in adults and adolescents with severe, uncontrolled asthma. N Engl J Med 2021; **384**: 1800-1809.

25) Diver S, et al. Effect of tezepelumab on airway inflammatory cells, remodelling, and hyperresponsiveness in patients with moderate-to-severe uncontrolled asthma (CASCADE): a double-blind, randomised, placebo-controlled, phase 2 trial. Lancet Respir Med 2021; **9**: 1299-1312.

26) Tanaka J, et al. Human TSLP and TLR3 ligands promote differentiation of Th17 cells with a central memory phenotype under Th2-polarizing conditions. Clin Exp Allergy 2009; **39**: 89-100.

27) Ying S, et al. Expression and cellular provenance of thymic stromal lymphopoietin and chemokines in patients with severe asthma and chronic obstructive pulmonary disease. J Immunol 2008; **181**: 2790-2798.

28) 伊東彩香ほか. 重症喘息における生物学的製剤の重複適応の比率と患者背景. アレルギー 2022; **71**: 210-220.

29) Shrimanker R, et al. Prognostic and predictive value of blood eosinophil count, fractional exhaled nitric oxide, and their combination in severe asthma: a post hoc analysis. Am J Respir Crit Care Med 2019; **200**: 1308-1312.

30) Nagase H, et al. The roles of IL-5 and anti-IL-5 treatment in eosinophilic diseases: Asthma, eosinophilic granulomatosis with polyangiitis, and eosinophilic chronic rhinosinusitis. Allergol Int 2020; **69**: 178-186.

31) 日本呼吸器学会・日本アレルギー学会. 成人気管支喘息における生物学的製剤の適正使用ステートメント, 2020.

32) 日本アレルギー学会. アレルギー総合診療のための分子標的治療の手引き, 2022.

3・タイプ2炎症評価の意義と結果の解釈

D. モニタリング

　高用量の吸入ステロイド薬に長時間作用性吸入 β_2 刺激薬，長時間作用性抗コリン薬，ロイコトリエン受容体拮抗薬などの薬剤を加えてもコントロール不良の重症喘息では，タイプ2炎症が優位であれば生物学的製剤の使用が考慮される．生物学的製剤を選択した場合も，通常の喘息管理と同様に定期的なモニタリングを行い，治療の継続，変更，中止や経口ステロイド薬をはじめとする長期管理薬の減薬を検討することが重要である（図1）．添付文書上，抗IgE抗体（オマリズマブ）では投与開始後16週間までの治療効果判定を推奨しているが，他の生物学的製剤については効果判定のタイミングについて記載はみられない．しかし，臨床試験において臨床効果やバイオマーカーなど各種パラメーターの変動が安定する3ヵ月以降がひとつの目安と考えられ，GINA2021においては，少なくとも4ヵ月以内の再評価を推奨している[1]．

　治療効果の判定は，増悪や救急・予定外受診，喘息症状，呼吸機能，経口ステロイド薬の必要量，合併症（アトピー性皮膚炎，慢性好酸球性副鼻腔炎，アレルギー性鼻炎）の状態を中心に，副作用や患者の満足度などを加えて総合的に行う．コントロール不良の場合には，吸入手技や服薬アドヒアランスの確認，鑑別診断，慢性好酸球性副鼻腔炎や好酸球性多発血管炎性肉芽腫症などの合併症や増悪因子などの確認が必要となる[2]．生物学的製剤使用中のモニタリングにおけるタイプ2炎症バイオマーカーの意義は十分には確立していないが，治療効果予測，治療中止後の経過（予後）の予測になりうる可能性が示されている．また，治療変更に際しても参考にできるが，現在あるいは直前まで使用していた生物学的製剤や経口ステロイド薬の影響に注意を払う必要がある．本項では，現在本邦で使用可能な4つの生物学的製剤によりタイプ2炎症バイオマーカーがどのような変動を示すのかを概説する．表1に，生物学的製剤使用によるタイプ2炎症バイオマーカー変動のまとめを示す．

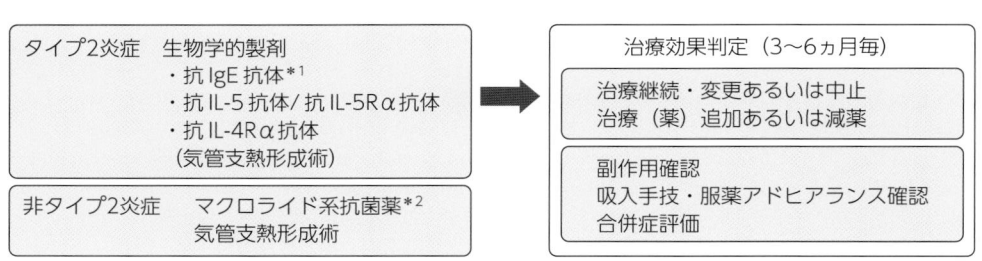

*1：抗IgE抗体については投与開始後16週までの治療効果判定が推奨されている
*2：本邦での保険適用はない

図1　重症喘息に対する治療選択と治療効果判定

表1　生物学的製剤使用によるタイプ 2 炎症バイオマーカーの変動

		呼気 NO 濃度（FeNO）	血中好酸球	喀痰中好酸球	血清総 IgE 値
抗 IgE 抗体	オマリズマブ	報告によりばらつきあり	報告によりばらつきあり	減少	増加 血清遊離 IgE 値は減少
抗 IL-5 抗体	メポリズマブ	基本的には減少しないが低下するとの報告もあり	減少	減少	減少しない
抗 IL-5R α抗体	ベンラリズマブ	基本的には減少しないが低下するとの報告もあり	減少	減少	不明
抗 IL-4R α抗体	デュピルマブ	低下	一過性に増加後ベースラインよりやや減少	不明	減少

1. 抗 IgE 抗体［オマリズマブ（ゾレア®）］

　オマリズマブは血中遊離 IgE の Cε3 に結合し，肥満細胞や好塩基球に発現する高親和性 IgE 受容体（FcεRI）と IgE の結合を阻害する．結果として，IgE の消失半減期が延長し血清総 IgE 濃度は上昇することとなり，本剤投与中止後 1 年までは血清総 IgE 濃度上昇が持続する可能性があることが添付文書上に示されている．一方で，研究レベルではあるが，血清遊離 IgE 値はオマリズマブ投与により速やかに減少するとされている．しかし，臨床効果との関連については報告によりばらつきがみられる[3,4]．

　FeNO や血中好酸球数の推移については，報告により研究デザインや結果が様々であり，一定の見解を見出すことは困難である．たとえば，コントロール不良の重症喘息患者に対するオマリズマブの追加効果を検討したランダム化比較試験においては増悪や AQLQ スコアの改善とともに，FeNO の低下が報告されているが[5]，オマリズマブ長期使用後の中止可能性をみた多施設ランダム化比較試験（XPORT 試験）においては，52 週までの観察でプラセボ（オマリズマブ中止）群とオマリズマブ継続群で FeNO の値に差は認められなかった[6]．一方で，XPORT 試験ではオマリズマブ中止 12 週間後の FeNO の上昇と増悪発現に関連が認められ，中止後の FeNO 上昇は増悪の予測因子となる可能性が示された．

　5 つのランダム化比較試験のプール解析では，血中好酸球数はオマリズマブ群で 18.8％，コントロール群で 2.1％低下しており，血中好酸球数の減少は，血清遊離 IgE 値と相関していた[7]．一方で，XPORT 試験においてはオマリズマブ中止群と継続群で観察期間中の血中好酸球数に差異や変動は認めなかった[6]．しかし，オマリズマブ中止群では，増悪群で非増悪群と比較して中止時の血中好酸球数が有意に高値であるという結果が示された．オマリズマブによる血中好酸球数の減少は，後述する抗 IL-5 抗体や抗 IL-5Rα 抗体と比較して緩やかであり，臨床的意義については明らかではないが，オマリズマブ中止に際しては，血中好酸球数が予後予測マーカーとなる可能性がある．また，オマリズマブの市販後調査では，経過中の好酸球性多発血管炎性肉芽腫症の発症報告がある．その多くが経口ステロイド薬の減量・中止に伴うものとされているが，発疹，肺症状の悪化，心臓合併症やニューロパチーなど血管炎と関連しうる症状の出現に加え，血中好酸球数の推移を観察するよう，注意喚起がなされている．喀痰中好酸球数については，減少するとの報告がみられる[8]．

2. 抗 IL-5 抗体［メポリズマブ（ヌーカラ®）］

　メポリズマブは，好酸球の成熟・活性化に重要なサイトカインである IL-5 と特異的に結合し，IL-5 の機能を阻害する．結果として重症喘息患者の血中好酸球数[9~11]，喀痰中好酸球数[9]を低下させる．国際第 Ⅲ 相共同試験である MENSA 試験において，血中好酸球数はメポリズマブ投与 4 週後より低下し，12 週後に最下点

に達することが示された[10]. またその効果は増悪抑制効果とともに長期に持続し, 投与開始後228週時点においても持続することが報告されている[11]. 投与前の血中好酸球数が多いほど増悪抑制効果が大きい傾向が認められているが, 投与後の血中好酸球数と臨床効果との関連を示したデータはみられない. メポリズマブでは, 投与後も血中好酸球は完全には消失しない症例が多い. メポリズマブを1年間使用後に中止した場合, 中止後3ヵ月から血中, 喀痰中好酸球は増加し, 6ヵ月までには増悪発現を含めてベースラインの状態に戻るとの報告がある[12]. なお, FeNO[9] および血清総IgE値についてはメポリズマブ投与による低下はみられていない[13].

3. 抗IL-5受容体α(IL-5Rα)抗体 [ベンラリズマブ (ファセンラ®)]

ベンラリズマブはIL-5受容体α (IL-5Rα) サブユニットに特異的かつ高親和性で結合するヒト化モノクローナル抗体であるが, Fcドメインのフコース欠損によりADCC活性が増強され, IL-5Rαを発現する好酸球のアポトーシスを誘導することが知られている. 本剤による血中好酸球数の低下は速やかで, 海外第II相試験おいては, 血中好酸球数300/μL以上のコントロール不良の喘息症例において, ベンラリズマブ2mg, 20mgあるいは100mg投与で (現在本邦で承認されている投与量は1回30mg), 6日後には血中好酸球数が平均46〜56/μLまで低下し, 7回投与後中止するとその26週後にベースラインへ戻ることが示されている[14]. その後の国際第III相共同試験においては, 4週時点で血中好酸球数は中央値で0/μLを示し[15], 5年までの解析でも中央値は0/μLに近い値で推移していた[16]. 添付文書上では, 国際第III相共同試験において本剤の承認用法・用量で投与を受けた患者の14.9%に抗ベンラリズマブ抗体が, 12.0%に中和抗体が認められ, 抗ベンラリズマブ抗体陽性となった患者の一部では減少した血中好酸球数の再増加が認められたことが報告されている. 喀痰中好酸球については, 経口ステロイド薬の減量効果を検討したZONDA試験において12週目での有意な低下が確認されている[17]. 海外第II相試験おいてはベンラリズマブ投与によるFeNOの低下はみられていない[14] が, 後方視的研究において投与開始前にFeNO 75ppb以上の群では1年後にFeNOの低下がみられたとの報告もある[18].

4. 抗IL-4受容体α(IL-4Rα)抗体 [デュピルマブ (デュピクセント®)]

デュピルマブはIL-4およびIL-13の共役受容体を構成するIL-4受容体α (IL-4Rα) に結合することにより, IL-4およびIL-13のシグナル伝達を阻害する. 国際第III相共同試験であるQUEST試験において, FeNO, 血清中総IgE値, ペリオスチン, エオタキシン3, TARCが低下することが確認されている[19]. また, 第II相試験において, FeNOは薬剤投与後4週で著明に低下を認め, 12週時点での1秒量の改善とFeNOの低下が関連していたと報告されている. また, 血清総IgE値は, 4週時点でベースラインより低下を認め, 12週後にはさらに低下することが報告されている[20].

血中好酸球数は, デュピルマブの投与後に一過性に上昇しその後52週間でベースライン付近まで低下することが報告されている[19]. IL-4Rαの阻害により末梢血から気道組織への好酸球の移行が阻害されるためであると考えられているが, 好酸球性肺炎や好酸球性多発血管炎性肉芽腫症の発症報告もあり, 適正使用ガイドではデュピルマブの投与中には好酸球数の推移と血管炎と関連しうる皮疹, 肺症状の悪化, 心臓合併症およびニューロパチーなどの臨床症状の発現に注意するよう記載されている.

文献

1) 2021 GINA Report, Global Strategy for Asthma Management and Prevention.
   https://ginasthma.org/wp-content/uploads/2021/05/GINA-Main-Report-2021-V2-WMS.pdf（2021 年 10 月 29 日閲覧）
2) 一般社団法人日本アレルギー学会喘息ガイドライン専門部会（監修）．喘息予防・管理ガイドライン 2021，協和企画，2021.
3) Korn S, et al. Monitoring free serum IgE in severe asthma patients treated with omalizumab. Respir Med 2012; **106**: 1494-1500.
4) Tajiri T, et al. Utility of serum periostin and free IgE levels in evaluating responsiveness to omalizumab in patients with severe asthma. Allergy 2016; **71**: 1472-1479.
5) Hanania NA, et al. Omalizumab in severe allergic asthma inadequately controlled with standard therapy: a randomized trial. Ann Intern Med 2011; **154**: 573-582.
6) Ledford D, et al. A randomized multicenter study evaluating Xolair persistence of response after long-term therapy, J Allergy Clin Immunol 2017; **140**: 162-169.
7) Massanari M, et al. Effect of omalizumab on peripheral blood eosinophilia in allergic asthma. Respir Med 2010; **104**: 188-196.
8) Djukanovic R, et al. Effects of treatment with anti-immunoglobulin E antibody omalizumab on airway inflammation in allergic asthma. Am J Respir Crit Care Med 2004; **170**: 583-593.
9) Pavord ID, et al. Mepolizumab for severe eosinophilic asthma (DREAM): a multicentre, double-blind, placebo-controlled trial. Lancet 2012; **380**: 651-659.
10) Ortega HG, et al. Mepolizumab treatment in patients with severe eosinophilic asthma. N Engl J Med 2014; **371**: 1198-1207.
11) Khatri S, et al. Assessment of the long-term safety of mepolizumab and durability of clinical response in patients with severe eosinophilic asthma. J Allergy Clin Immunol 2019; **143**: 1742-1751.
12) Haldar P, et al. Outcomes after cessation of mepolizumab therapy in severe eosinophilic asthma: a 12-month follow-up analysis. J Allergy Clin Immunol 2014; **133**: 921-923.
13) Efficacy and safety study or mepolizumab adjunctive therapy in subjects with severe uncontrolled refractory asthma. 〈GSK- Efficacy and safety study of mepolizumab adjunctive therapy in subjects with severe uncontrolled refractory asthma (gsk-studyregister.com)〉（2021 年 10 月 29 日閲覧）
14) Castro M, et al. Benralizumab, an anti-interleukin 5 receptor α monoclonal antibody, versus placebo for uncontrolled eosinophilic asthma: a phase 2b randomized dose-ranging study, Lancet Respir Med 2014; **2**: 879-890.
15) Bleecker ER, et al. Efficacy and safety of benralizumab for patients with severe asthma uncontrolled with high-dosage inhaled corticosteroids and long-acting β 2-antagonists (SIROCCO): a randomized, multicentre, placebo-controlled phase 3 trial. Lancet 2016; **388**: 2115-2127.
16) Korn S, et al. Integrated safety and efficacy among patients receiving benralizumab for up to 5 years. J Allergy Clin Immunol Pract 2021; **9**: 4381-4392.e4.
17) Nair P, et al. Oral glucocorticoid-sparing effect of benralizumab in severe asthma. N Engl J Med 2017; **376**: 2448-2458.
18) Hearn AP, et al. The relationship between FENO and effectiveness of mepolizumab and benralizumab in severe eosinophilic asthma, J Allergy Clin Immunol Pract 2021; **9**: 2093-2096.
19) Castro M, et al. Dupilumab efficacy and safety in moderate-to-severe uncontrolled asthma. N Engl J Med 2018; **378**: 2486-2496.
20) Wenzel S, et al. Dupilumab in persistent asthma with elevated eosinophil levels. N Engl J Med 2013; **368**: 2455-2466.

3・タイプ2炎症評価の意義と結果の解釈

3 COPD

A. 総論

ポイント

- COPDの表現型には多様性があり，タイプ2炎症バイオマーカーが陽性を示す患者も決してまれではない．
- タイプ2炎症バイオマーカーに加えて症状の変動性や40歳以前の喘息の既往などの臨床的特徴があれば喘息・COPDオーバーラップ（ACO）と判断され，吸入ステロイド薬（ICS）投与を中心とする喘息の治療が必要である．
- ACOの診断にいたらなくても，FeNOの上昇や喀痰・血中好酸球の増多があれば喘息様の病態合併を想定して吸入ステロイド薬投与を考慮する根拠になりうる．
- タイプ2炎症の存在は抗炎症治療の介入に対する反応性を予測する "Treatable traits" と捉えるべきである．

1. 喘息とCOPDのオーバーラップ（ACO）

　慢性閉塞性肺疾患（chronic obstructive pulmonary disease：COPD）はタバコ煙をはじめとする有害物質の長期にわたる吸入によって起こる疾患であり，気管支喘息とは異なる疾患概念である．しかし，COPDは臨床像の多様性を特徴とし，喀痰中の好酸球高値やタイプ2炎症関連の遺伝子発現増強など，喘息病態の合併を示唆する検査所見が得られることがまれではない．疫学調査によるとCOPDと喘息はそれぞれの有病率から予想されるより高頻度に合併し，相互の影響ないし共通の発生病理が推測されている[1]．Global Initiative for Asthma（GINA）は2014年にAsthma and COPD Overlap Syndrome（ACOS）という概念を提唱し（のちにsyndromeという表現は不適切としてACOと改名，図1），本邦では2018年に『喘息とCOPDのオーバーラップ（Asthma and COPD Overlap：ACO）診断と治療の手引き2018』が作成された[2]．こうした合併例で診断を喘息あるいはCOPDのいずれかに限定してしまえば，治療目標の設定や薬剤選択が不適切になる危険性がある．たとえば，診断をCOPDのみと考えていれば，合併した喘息病態に吸入ステロイド薬が投与されないままになるリスクが生じる．逆に喘息患者でCOPDの合併が考慮されなければ，肺合併症や全身併存症のチェックやリハビリテーションが十分に行われないまま，いたずらに高用量の吸入ステロイド薬に晒されることになるかもしれない．ACOを独立した疾患と考えるべきか否かには議論もあるが，臨床的な意義は大きい．日本呼吸器学会のACOの手引きに記載された診断基準は，わが国の恵まれた医療環境を反映して適度に検査所見を取り入れたものである．ただし使用にあたっては，限界を理解し杓子定規に適用しない姿勢が求められる．図2の診断手順は喘息とCOPDの要素がどの程度あるかを確認するためのもので，鑑別診断を目的としたものではない．

ACOの概念図

喘息の特徴とCOPDの特徴を併せ持つ病態を，
喘息とCOPDのオーバーラップ（asthma and
COPD overlap：ACO）と呼称する

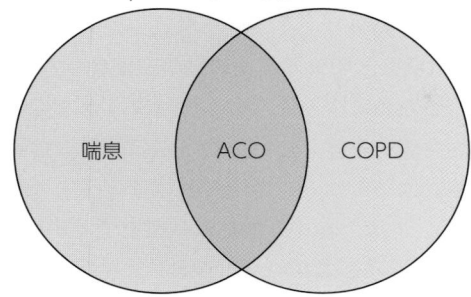

図1　ACO の概念図

ACO：asthma and COPD overlap

（日本呼吸器学会　喘息と COPD のオーバーラップ（Asthma and COPD Overlap：
ACO）診断と治療の手引き 2018 作成委員会（編）．喘息と COPD のオーバーラップ（Asth-
ma and COPD Overlap：ACO）診断と治療の手引き 2018，メディカルレビュー社，
2018.[2] より引用）

ACOの診断手順（初診の患者）

鑑別すべき疾患を否定したうえで，気管支拡張薬投与後の一秒率＜70％の場合には，
COPDの特徴と喘息の特徴をチェックする

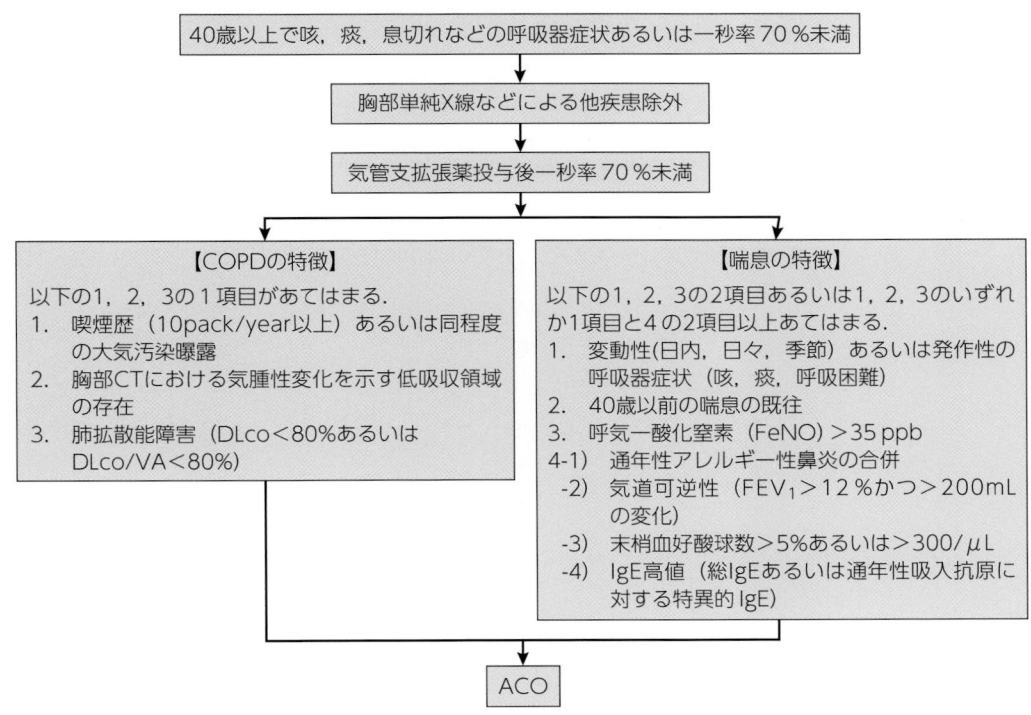

図2　初診時の ACO の診断手順

（日本呼吸器学会　喘息と COPD のオーバーラップ（Asthma and COPD Overlap：ACO）診断と治療
の手引き 2018 作成委員会（編）．喘息と COPD のオーバーラップ（Asthma and COPD Overlap：
ACO）診断と治療の手引き 2018，メディカルレビュー社，2018.[2] より引用）

3・タイプ2炎症評価の意義と結果の解釈

2. 治療薬選択におけるタイプ 2 炎症バイオマーカーの意義

　COPD では吸入ステロイド薬に伴う肺炎リスクが懸念されるため投与には指針が必要であり，タイプ 2 炎症バイオマーカーが陽性の場合には吸入ステロイド薬の効果が期待できる．したがって，ACO と診断するか否かにかかわらず，治療方針決定のために少なくとも一度はタイプ 2 炎症バイオマーカーを評価するべきであり，増悪を繰り返す場合には再評価も考慮したい．喀痰中の好酸球は気道局所の炎症病態を反映する直接的な指標であるが，実施できる施設は限られる．血中好酸球は喀痰中好酸球とある程度相関を示し，測定も容易であるため近年注目されている．ただし血中好酸球数は健康者と喘息，COPD 患者との間にかなりのオーバーラップがあり特異度が低く[3]，個人差も大きい．あらかじめ各個人の安定期の状態を把握しておき症状悪化時に比較できるようにしたい．呼気 NO 濃度（FeNO）は特異度がより高いが専用の測定機器が必要で，アレルギー性鼻炎や喫煙，吸入ステロイド薬などの治療薬による影響に注意が必要である．COPD 患者において FeNO は換気障害の程度も影響しうるとの報告もあり，血中好酸球数との相関は高くない[4]．気道炎症の把握には複数の指標の評価が必要で，IgE で評価されるアトピー素因も診断時には評価しておきたい．COPD 単独でもタイプ 2 炎症を示すことがあるのか，タイプ 2 炎症を示唆する検査所見があれば相応の病歴や変動性の大きい症状がなくても ACO とみなすのかは，疾患単位をどう捉えるかという，やや恣意的な問題ともいえる．将来，病態に本質的にかかわる因子の解明が進めば対応するバイオマーカーが決定されて疾患分類が変更される可能性もある．当面は疾患名にこだわらず，治療薬選択の参考とする treatable traits と考えておくべきであろう[5]．

文献

1) 日本呼吸器学会 COPD ガイドライン第 6 版作成委員会（編）．COPD（慢性閉塞性肺疾患）診断と治療のためのガイドライン 2022〔第 6 版〕，メディカルレビュー社，2022.
2) 日本呼吸器学会 喘息と COPD のオーバーラップ（Asthma and COPD Overlap：ACO）診断と治療の手引き 2018 作成委員会（編）．喘息と COPD のオーバーラップ（Asthma and COPD Overlap：ACO）診断と治療の手引き 2018，メディカルレビュー社，2018.
3) Benson VS, et al. Blood eosinophil counts in the general population and airways disease: a comprehensive review and meta-analysis. Eur Respir Dis 2022; **59**: 2004590.
4) Liu X, et al. Fractional exhaled nitric oxide is associated with the severity of stable COPD. COPD 2020; **17**: 121-127.
5) David B, et al. Eosinophilic inflammation in COPD: from an inflammatory marker to a treatable trait. Thorax 2021; **76**: 188-195.

B. 診断における意義

1. 診断基準の変遷

　前述したように ACO は 2014 年の GINA で新たな疾患概念として提唱されたが，診断法として症候学的診断が重視された．すなわち，発症年齢，症状のパターン，呼吸機能，非増悪時の呼吸機能，既往歴・家族歴，臨床経過および胸部 X 線の診断項目からなり，喘息と COPD の特徴を同時に有し，スパイロメトリーにより，閉塞性換気障害を認める場合に ACO と診断する，というものであった[1]．一方，Sin らのラウンドテーブル・ディスカッションによる診断基準では，スパイロメトリーによる閉塞性換気障害，喫煙歴，40 歳以下での喘息の診断歴もしくは気管支拡張薬による 400 mL 以上の気道可逆性（大基準）のすべてを満たし，かつ，アトピーの既往もしくはアレルギー性鼻炎の合併，200 mL 以上かつ 12% 以上の気道可逆性を 2 回以上認める，血中好酸球数が 300/μL 以上，の 3 つの小基準うち少なくとも 1 つを満たした場合に ACO と診断するとしている[2]．いずれの診断基準も，喘息と COPD の特徴を勘案した優れた診断基準であったが，客観的指標が少ない点が短所である．正確に ACO を診断するためには，CT や FeNO などの指標を加味したほうが好ましく，またわが国の高い医療水準から CT 検査や FeNO は比較的容易に行いうる，との立場から，表 1 に示す診断基準が『喘息と COPD のオーバーラップ（Asthma and COPD Overlap：ACO）診断と治療の手引き 2018』で採用され，現在にいたっている[3]．日常臨床において初診時に ACO を診断する際の手順を示す[3]（前項図 2 参照）．

表 1　Asthma and COPD オーバーラップ（ACO）の診断基準
40 歳以上で，気管支拡張薬吸入後の一秒率＜70% であり，COPD の特徴と喘息の特徴を有する

基本的事項	
40 歳以上，慢性気流閉塞：気管支拡張薬吸入後 1 秒率（FEV$_1$/FVC）が 70% 未満	
【COPD の特徴】 1，2，3 の 1 項目	**【喘息の特徴】** 1，2，3 の 2 項目あるいは 1，2，3 の 1 項目と 4 の 2 項目以上
1．喫煙歴（10 pack-years 以上）あるいは同程度の大気汚染曝露 2．胸部 CT における気腫性変化を示す低吸収域の存在 3．肺拡散能障害（% DLco＜80% あるいは% DLco/VA＜80%）	1．変動性（日内，日々，季節）あるいは発作性の呼吸器症状（咳，痰，呼吸困難） 2．40 歳以前の喘息の既往 3．呼気 NO 濃度＞35 ppb 4-1）通年性アレルギー性鼻炎の合併 　-2）気道可逆性（FEV$_1$＞12% かつ＞200 mL の変化） 　-3）末梢血好酸球＞5% あるいは＞300/μL 　-4）IgE 高値（総 IgE あるいは通年性吸入抗原に対する特異的 IgE 陽性）

（日本呼吸器学会 喘息と COPD のオーバーラップ（Asthma and COPD Overlap：ACO）診断と治療の手引き 2018 作成委員会（編）．喘息と COPD のオーバーラップ（Asthma and COPD Overlap：ACO）診断と治療の手引き 2018，メディカルレビュー社，2018.[8] より引用）

3・タイプ2炎症評価の意義と結果の解釈

2. ACO の診断基準とバイオマーカー

　ACO を診断する際は，表 1 に示す診断項目を念頭に問診や呼吸機能検査を行うことで診断する．基本的事項として 40 歳以上で慢性の気流閉塞を認めることを確認し，COPD の特徴として，表 1 に示す 1～3 項目中のうち 1 項目，喘息の特徴として 1～3 項目のうち 2 項目あるいは 1～3 のいずれか 1 項目と 4 の 2 項目以上を認める際に ACO と診断する．次に各診断項目について解説する．

A. COPD の特徴

1）喫煙歴あるいは同程度の大気汚染曝露

　COPD 発症の最も重要な危険因子であり，前述した GINA の症候学的診断や Sin らの基準でも採用され，世界的にも広く認められている．

2）胸部 CT における気腫性変化

　本邦では広く普及している画像検査であり，CT 上，low attenuation area（LAA）の存在は，気腫性変化の存在を示唆する．他国の診断基準では採用されておらず，わが国の高い医療水準を反映した診断項目である．

3）肺拡散能障害

　COPD においては，肺胞壁破壊により拡散面積が減少し，それに伴い肺毛細血管床も減少するため肺拡散能が低下する．先の GINA のステートメントにおいても COPD の指標として用いられている．

B. 喘息の特徴

1）変動性あるいは発作性の呼吸器症状

　『喘息予防・管理ガイドライン 2021』においても喘息診断の目安として含まれており，とりわけ喘息特有の変動性を持った呼吸器症状は診断に重要である．『喘息と COPD のオーバーラップ（Asthma and COPD Overlap：ACO）診断と治療の手引き 2018』では，咳，痰，呼吸困難が重視されている [3]．

2）40 歳以前の喘息の既往

　本項目は，スペインの ACO の診断基準 [4] や Sin らの基準 [2]，ECLIPSE 研究における ACO の基準 [5] でも用いられている．以前の報告では，COPD 患者のなかで 40 歳以前の喘息の既往がある患者では，気道可逆性を有する患者が多い，血中好酸球数が高値，といった喘息の病像に近い所見が得られている [6]．また，前述した ECLIPSE 研究の解析でも，40 歳以前の喘息の既往がある患者ではより喘息の特徴を有する割合が高いことが報告されている [3,5]．

3）FeNO 測定値が 35 ppb 以上の高値

　NO は IL-4，IL-13 の刺激により誘導される誘導型 NO 合成酵素（iNOS）から産生されるガス状分子で喘息患者の気道で高値であり，COPD 患者では上昇しないことが以前より知られている [7]．また FeNO は気道の好酸球性炎症とも関連することが報告されている [8]．本邦における成人健常者の FeNO の正常上限値が 37 ppb であることから 35 ppb 以上を喘息病態ありと考え，臨床運用することは妥当と考えられる [3,9]．現在，全国 2,000 施設以上で FeNO の測定が可能である．FeNO は侵襲性が低く，高再現性かつ短時間で測定可能な利点を有し，優れたタイプ 2 炎症バイオマーカーである．

4）通年性アレルギー性鼻炎の合併

　喘息患者の約 60％にアレルギー性鼻炎が合併することはよく知られており，前述した GINA のステートメントや Sin らの基準でも用いられている．

5）気道可逆性

　『喘息予防・管理ガイドライン 2021』における喘息診断の目安のひとつであり，前述した GINA のステートメントや Sin らの基準でも用いられている．

6）血中好酸球増多

　喘息患者において血中好酸球増多はよくみられる所見である．また COPD 患者において血中好酸球増多は気道の好酸球性炎症の程度と相関することが報告されている[10]．さらに血中好酸球数高値の COPD 患者において吸入ステロイド薬を含む気管支拡張薬配合剤の有効性が高いことは数多くの研究で明らかになっている[3]．本邦の手引きにおける好酸球数のカットオフ値としては吸入ステロイド薬を含む配合剤の有効性を検討した多くの後ろ向き研究の結果から，＞5％あるいは＞300/μL が用いられている[3]．

7）IgE 高値

　『喘息予防・管理ガイドライン 2021』における喘息診断の目安のひとつであり，代表的なタイプ 2 炎症のバイオマーカーである．IgE 高値は喘息の有病率や気道過敏性と関連することは以前からよく知られている[3]．

3．COPD におけるタイプ 2 炎症

　COPD 患者の気道においてタイプ 2 炎症が生じる機序は完全には解明されていない．近年の疫学研究では COPD の発症要因として肺の低成長の関与が提唱され[11]，小児期の喘息が肺の低成長を招き，将来の COPD 発症リスクになることが示された[12]．COPD におけるタイプ 2 炎症の存在は，このような COPD 発症の多様性に起因するのかもしれない．最近，ACO 患者の気道ではニトロ化ストレスが存在し，呼吸機能の経年低下や増悪頻度と関連することが報告された[13]．臨床的に COPD が疑われる症例においても治療方針を決定する際には少なくとも一度はタイプ 2 炎症バイオマーカーを評価することが有用と考えられる．さらに近年では，喘息，COPD，ACO はいずれも多様な表現型を有する疾患であることから，診断名にとらわれず，病態にかかわる分子学的特徴を指標として治療すべきであるという "Treatable traits" の概念が提唱されている．今後，この観点から病像を理解することが重要になると考えられ，本邦においても Treatable traits を明らかにする大規模コホート研究が開始されている[14]．

文献

1）Global Initiative for Asthma. Global Initiative for Chronic Obstructive Lung Disease. Diagnosis of Diseases of Chronic Airflow Limitation.: Asthma, COPD, and Asthma-COPD Overlap Syndrome (ACOS). 2015. http://goldcopd.org/asthma-copd-overlap-syndrome/（2015 年閲覧）

2）Sin DD, et al. What is asthma-COPD overlap syndrome? towards a consensus definition from a round table discussion. Eur Respir J 2016; **48**: 664-673.

3）日本呼吸器学会 喘息と COPD のオーバーラップ（Asthma and COPD Overlap：ACO）診断と治療の手引き 2018 作成委員会（編）．喘息と COPD のオーバーラップ（Asthma and COPD Overlap：ACO）診断と治療の手引き 2018，メディカルレビュー社，2018: p.1-104.

4）Soler-Cataluña JJ, et al. Consensus document on the overlap phenotype COPD-asthma in COPD. Arch Bronconeumol 2012; **48**: 331-337.

5）Wurst KE, et al. A comparison of COPD patients with and without ACOS in the ECLIPSE study. Eur Respir J 2016; **47**: 1559-1562.

6）Barrecheguren M, et al. Is a previous diagnosis of asthma a reliable criterion for asthma-COPD overlap syndrome in a patient with COPD? Int J Chron Obstruct Pulmon Dis 2015; **10**: 1745-1752.

7）Ichinose M, et al. Increase in reactive nitrogen species production in chronic obstructive pulmonary disease airways. Am J Respir Crit Care Med 2000; **162** (2 Pt 1): 701-706.

8）呼気一酸化窒素（NO）測定ハンドブック作成委員会，日本呼吸器学会肺生理専門委員会（編）．呼気一酸化窒素（NO）測定ハンドブック，日本呼吸器学会，メディカルレビュー社，2018: p.1-66.

9）Matsunaga K, et al. Reference ranges for exhaled nitric oxide fraction in healthy Japanese adult population. Allergol Int 2010; **59**: 363-367.

10）Eltboli O, et al. Relationship between blood and bronchial submucosal eosinophilia and reticular basement membrane thickening in chronic obstructive pulmonary disease. Respirology 2015; **20**: 667-670.

11）Lange P, et al. Lung-function trajectories leading to chronic obstructive pulmonary disease. N Engl J Med 2015; **373**: 111-122.

12）McGeachie MJ, et al. Patterns of growth and decline in lung function in persistent childhood asthma. N Engl J Med 2016;

374: 1842-1852.

13) Kyogoku Y, et al. Nitrosative stress in patients with asthma-chronic obstructive pulmonary disease overlap. J Allergy Clin Immunol 2019; **144**: 972-983.e14.

14) Hizawa N, et al. A Prospective Cohort Study to Assess Obstructive Respiratory Disease Phenotypes and Endotypes in Japan: The TRAIT Study Design. Int J Chron Obstruct Pulmon Dis 2021; **16**: 1813-1822.

C. 治療の選択とモニタリング

　COPDにおけるタイプ2炎症バイオマーカーの測定は喘息ほど一般的ではない．しかし，喘息とCOPDのオーバーラップ（ACO）が提唱されて以来，COPDの日常診療においてもタイプ2気道炎症を評価することの意義が多くの研究で確認されてきた．臨床的にCOPDと診断されている場合でも，血中好酸球数，呼気NO濃度（FeNO），血清IgEの測定はACOの診断確定にはいたらずとも喘息病態の評価に有用である．したがって，COPDと診断した場合でも，経過中に少なくとも一度はこれらのバイオマーカーを測定する意義がある．気管支拡張薬による治療を開始したあとでも症状や増悪が持続する場合，吸入ステロイド薬の併用を判断するためにもタイプ2炎症バイオマーカーの測定を含む喘息病態の評価は重要である．COPDにおける好酸球，FeNO，IgEの測定意義と結果の解釈について概説する．

1. COPDと好酸球

　好酸球は喘息の慢性気道炎症において中心的な役割を担っているが，COPDにおいても好酸球測定はステロイド反応性の予測に極めて有用と考えられる．副腎皮質ステロイド薬は好酸球のアポトーシスを誘導するため，喀痰や血液中の好酸球が増加しているCOPD患者では，ステロイド反応性が良好である．実際，COPD単独と比較してACOでは吸入ステロイド薬の反応性が良好であることが示されている[1]．ACOの予後は喘息やCOPDよりも不良であることが注目されてきたが[2]，ACOに対しても吸入ステロイド薬を含む治療を適切に行えば，必ずしも予後は悪くないという報告が相次いでいる[3]．北海道COPDコホート研究の結果では，COPD患者のなかでも気道可逆性，血中好酸球数増多，アトピー素因のうち，いずれかの喘息病態を合併する症例では一秒量の経年低下量が少なく，10年後の生存率が良好であることが報告されている[4]．したがって，COPDにおける好酸球の測定は喘息病態の評価やACOの診断ならびに治療薬の選択に極めて重要である（1章の表1・図2参照）[5]．

2. 喀痰中好酸球

　喀痰中好酸球比率は自然喀出痰もしくは3～5%の高張食塩水による誘発喀痰で採取した検体の細胞成分で評価する．ACOではないCOPD患者でも，喀痰中好酸球比率が健常者よりも高く，喘息と同様に3%を超える症例が20～40%程度存在する[6]．喀痰中好酸球比率と呼吸機能との関連については必ずしも一貫した報告がない．しかしながら，喀痰中好酸球はステロイド反応性の予測に有用であり，喀痰中好酸球比率が3%以上の場合にはステロイド薬の効果が高いことが報告されている[6]．また，喀痰中好酸球比率が3%以上の場合は，吸入ステロイド薬を中止することにより増悪の発症率が高くなるために注意を要する．

3. 血中好酸球

　喘息のみならず，COPD 患者においても血中好酸球と喀痰中好酸球には関連があることが報告されており，血中好酸球比率 3% は喀痰中好酸球比率 2% に相当する[7]．血中好酸球比率が 2% 以上の COPD 患者は半数以上存在し，複数回の検査で常に 2% 以上の患者も約 40% 存在することが報告されている[8]．さらに COPD 患者において，血中好酸球数は気道粘膜下好酸球数や基底膜肥厚と有意な相関があり，血中好酸球数が多いほどステロイド薬への反応性が良好であり，増悪リスクは高くなることが報告されている[9]．

　COPD 治療薬の介入試験において，吸入ステロイド薬（ICS）/長時間作用性吸入 β_2 刺激薬（LABA）と LABA 単剤との比較では，3 つの試験を統合した解析において，血中好酸球数が多いほど ICS の気管支拡張効果および増悪抑制効果が高かった[10]．ICS/LABA ＋長時間作用性吸入抗コリン薬（LAMA）吸入中の COPD 患者において，ICS を減量中止しても増悪頻度の増加は認めなかったが，ICS 中止群で呼吸機能の低下が観察された[11]．さらに，本研究の後解析において血中好酸球数が 400/μL 以上の患者集団では，ICS 継続群のほうがより増悪頻度が少なかったことが報告されている[12]．近年，ICS/LABA/LAMA の 3 剤配合剤が本邦でも使用されているが，その効果を検証した大規模臨床試験では，ICS/LABA/LAMA 群のほうが ICS/LABA 群や LAMA/LABA 群と比較して症状や気流制限の改善ならびに増悪抑制効果に優れることが示され，特に血中好酸球数が多いほどその効果が顕著になることが報告されている[13, 14]．ただし，これらの試験では現在の喘息合併は登録基準から除外してあるものの，ACO の要素である気道可逆性や血中好酸球数の増多を有する症例が含まれていることから結果の解釈には注意を要する．

4. FeNO

　FeNO はタイプ 2 気道炎症を捕捉する非侵襲的なバイオマーカーである．安定期 COPD 患者における FeNO は健常者と明らかな差異を示さない[15]．むしろ，COPD と臨床診断されている患者で FeNO が上昇している場合には喘息病態を合併している可能性が高い．持続的に FeNO が高値である COPD 患者では増悪のリスクが高くなることが報告されており[16]，吸入ステロイド薬による呼吸機能や症状の改善，増悪抑制などの効果が期待される根拠となる．

　気管支拡張薬による治療にもかかわらず息切れなどの呼吸器症状が持続する日本人 COPD 患者を対象とした前向き介入試験において，吸入ステロイド薬追加投与による呼吸器症状（CAT スコア）や一秒量の有意な改善を予測する指標として FeNO（35 ppb 以上）が同定された．一方で，FeNO 低値（20 ppb 以下）は吸入ステロイド薬の追加効果が乏しいことの目安になりうることが示された[17]．本邦の『喘息と COPD のオーバーラップ（Asthma and COPD Overlap：ACO）診断と治療の手引き 2018』には，FeNO と血中好酸球，血清 IgE が喘息病態を特徴づけるタイプ 2 炎症バイオマーカーとして採用されている[5]．前述の介入試験では FeNO に加え，血中好酸球数＞300/μL および吸入抗原に対する特異的 IgE 陽性が吸入ステロイド薬の追加効果を予測する指標として有用であることが報告されている（図 1）[18]．これらの日本人 COPD 患者のデータは臨床的に重要で，治療選択の参考になりうる．

5. 血清総 IgE と抗原特異的 IgE 抗体

　血清総 IgE 高値は小児喘息やアトピー性皮膚炎，アレルギー性鼻炎などのアレルギー性疾患の既往や合併を，また，種々の抗原に対する特異的 IgE 抗体の存在はアトピー素因を示しており，咳嗽や喀痰，喘鳴，呼

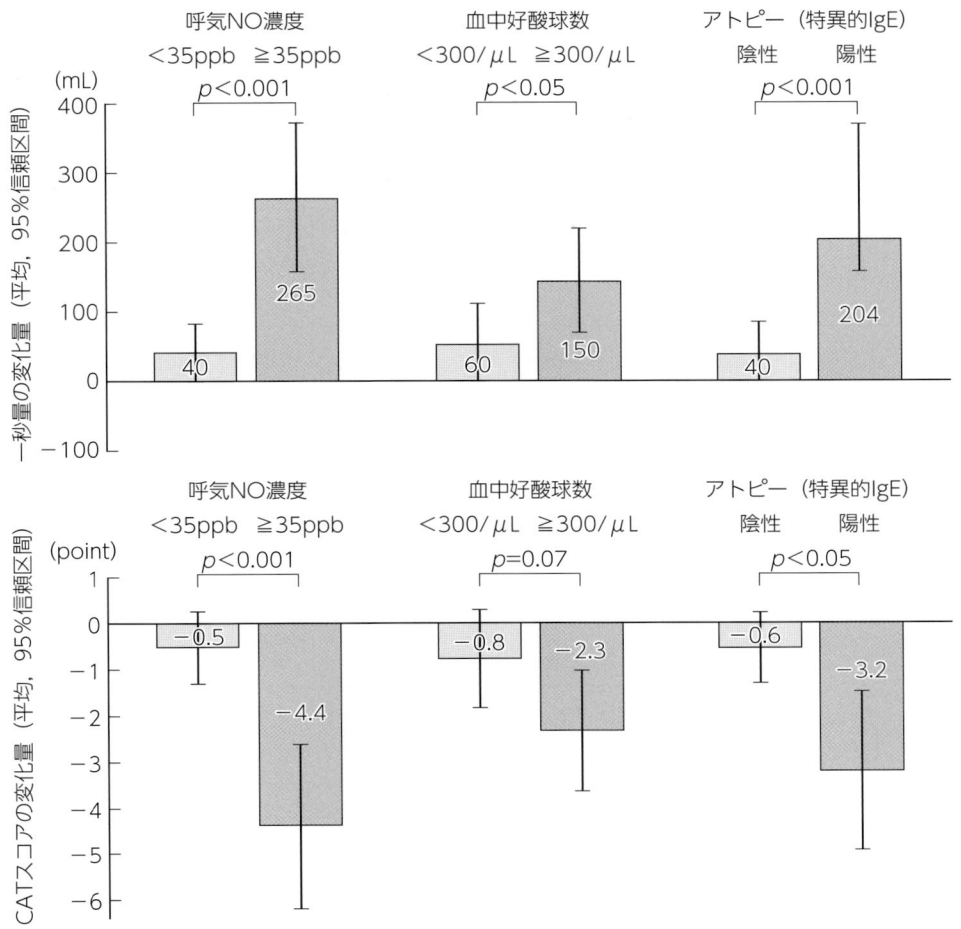

**図1　COPD 患者におけるタイプ 2 炎症バイオマーカーの発現レベルと吸入ステロイ
ド薬追加投与による一秒量および症状（CAT スコア）の変化量との関連性**

(Matsunaga K, et al. J Clin Med 2020; 9: 3078. [18] より作成)

吸困難などの呼吸器症状を呈する場合には喘息の可能性を示唆している．したがって，COPD におけるアト
ピー素因の存在は喘息合併を疑う特徴のひとつと考えられ，血清 IgE の測定は治療選択や，アレルゲン回避
の指導にも有用である．

　血清総 IgE 値は加齢とともに低下し，年齢以外にも性差や季節，生活環境など種々の因子の影響を受ける．
特に，喫煙では血清総 Ig 値が上昇することが知られており [19]，COPD 患者での評価に注意を要する．COPD
や ACO 診断を血清 IgE だけで判定することは困難であるが，高い血清総 IgE 値は喘息の合併を示唆する特徴
であり，好酸球や FeNO など，他のタイプ 2 炎症バイオマーカーと併せて総合的に評価する必要がある．環
境抗原に対する特異的 IgE 抗体の存在はアトピー素因の指標であり，北海道 COPD コホート研究においても
特異的 IgE が喘息病態の指標に採用されている [4]．日本人 COPD 患者を対象とした疫学調査では，IgE が高値
を示す症例が 35.7％，FeNO が高値を示す症例が 16.3％，IgE と FeNO の双方が高値を示した症例が 7.8％で
あったと報告されている [20]．

3 ・ タイプ2炎症評価の意義と結果の解釈

表1　タイプ2炎症バイオマーカーと病歴に基づいた吸入ステロイド薬使用の目安（COPD）

血中好酸球数	< 100/μL	100〜300/μL	≧ 300/μL
呼気 NO 濃度（FeNO）	< 20 ppb	20〜35 ppb	≧ 35 ppb
喘息合併を疑う病歴 • 変動性あるいは発作性の呼吸器症状 • 40 歳以前の喘息既往	△	○	○
COPD 増悪歴 • 頻回に呼吸器症状の悪化に対する治療を強化（気管支拡張薬，抗菌薬，全身性ステロイド薬，喀痰調整薬など）	×	△	○
感染症の懸念* • 反復する呼吸器感染症 • 肺結核や肺非結核性抗酸菌症の合併	×	×	△

○：吸入ステロイド薬の使用を推奨する
△：吸入ステロイド薬の使用を考慮しうる
×：吸入ステロイド薬の使用は避ける
*：喘息を疑う病歴や COPD 増悪歴を根拠に吸入ステロイド薬を使用する場合でも，感染症の懸念については慎重に経過観察する．
呼吸器感染症を繰り返す場合には吸入ステロイド薬の中止，減量あるいは変更を考慮する．

表2　各バイオマーカーに影響する因子

	喀痰中好酸球比率	血中好酸球数	呼気 NO 濃度 （FeNO）	IgE
基準値	2〜3%	300/μL	35 ppb	施設基準値
喫煙による影響	一定せず	不変	低下	上昇
全身性ステロイド	低下	低下	低下	低下
吸入ステロイド薬	不変〜低下	不変	低下	不変

　COPD におけるタイプ2炎症バイオマーカーの測定は喘息病態の評価，あるいは喘息を合併している ACO 患者の診断に極めて重要であり，吸入ステロイド薬を選択する根拠となりうる．また，近年の臨床試験では，COPD に対する吸入ステロイド薬/長時間作用性吸入 β_2 刺激薬/長時間作用性吸入抗コリン薬3剤配合剤の有用性が示されており，安全かつ効果的に吸入ステロイド薬を使用するためにもバイオマーカー測定の重要性がさらに高まると考えられる．なお，COPD では吸入ステロイド薬の使用（特に高用量）により肺炎リスクが上昇することが知られており，欧米人よりも高齢で BMI が低い傾向にある日本人 COPD 患者では反復する呼吸器感染症や肺結核，肺非結核性抗酸菌症の合併に注意を払う必要がある．

　本手引きでは，タイプ2炎症バイオマーカー（血中好酸球数および FeNO）と患者の病歴（喘息の合併，COPD 増悪，感染症の懸念）を組み合わせた複合的な評価を COPD 患者における吸入ステロイド薬使用の目安として参照することを提唱する（表1）．バイオマーカーを解釈する際には測定値に影響しうる患者個別の因子（表2）を考慮することも重要である．

文献
1) Kitaguchi Y, et al. Sputum eosinophilia can predict responsiveness to inhaled corticosteroid treatment in patients with overlap syndrome of COPD and asthma. Int J Chron Obstruct Pulmon Dis 2012; **7**: 283-289.
2) Silva GE, et al. Asthma as a risk factor for COPD in a longitudinal study. Chest 2004; **126**: 59-65.
3) Cosio BG, et al. Defining the asthma-COPD overlap syndrome in a COPD cohort. Chest 2016; **49**: 45-52.
4) Suzuki M, et al. Asthma-like features and clinical course of chronic obstructive pulmonary disease: an analysis from the Hokkaido COPD cohort study. Am J Respir Crit Care Med 2016; **194**: 1358-1365.
5) 日本呼吸器学会 喘息と COPD のオーバーラップ（Asthma and COPD Overlap：ACO）診断と治療の手引き 2018 作成委員会

（編）．喘息と COPD のオーバーラップ（Asthma and COPD Overlap：ACO）診断と治療の手引き 2018，メディカルレビュー社，2018.

6）Leigh R, et al. Stable COPD: predicting benefit from high-dose inhaled corticosteroid treatment. Eur Respir J 2006; **27**: 964-971.

7）Bafadhel M, et al. Acute exacerbations of chronic obstructive pulmonary disease: identification of biologic clusters and their biomarkers. Am J Respir Crit Care Med 2011; **184**: 662-671.

8）Singh D, et al. Eosinophilic inflammation in COPD: prevalence and clinical characteristics. Eur Respir J 2014; **44**: 1697-1700.

9）Hirano T, Matsunaga K. Measurement of blood eosinophils in asthma and chronic obstructive pulmonary disease. Intern Med 2022 Apr 16. doi: 10.2169/internalmedicine.9339-22. Online ahead of print.

10）Bafadhel M, et al. Predictors of exacerbation risk and response to budesonide in patients with chronic obstructive pulmonary disease: a post-hoc analysis of three randomised trials. Lancet Respir Med 2018; **6**: 117-126.

11）Magnussen H, et al. Withdrawal of inhaled glucocorticoids and exacerbations of COPD. N Engl J Med 2014; **371**: 1285-1294.

12）Watz H, et al. Blood eosinophil count and exacerbations in severe chronic obstructive pulmonary disease after withdrawal of inhaled corticosteroids: a post-hoc analysis of the WISDOM trial. Lancet Respir Med 2016; **4**: 390-398.

13）Pascoe S, et al. Blood eosinophils and treatment response with triple and dual combination therapy in chronic obstructive pulmonary disease: analysis of the IMPACTtrial. Lancet Respir Med 2019; **7**: 745-756.

14）Ferguson GT, et al. Triple therapy with budesonide/glycopyrrolate/formoterol fumarate with co-suspension delivery technology versus dual therapies in chronic obstructive pulmonary disease (KRONOS): a double-blind, parallel-group, multicentre, phase 3 randomised controlled trial. Lancet Respir Med 2018; **6**: 747-758.

15）Ichinose M, et al. Increase in reactive nitrogen species production in chronic obstructive pulmonary disease airways. Am J Respir Crit Care Med 2000; **162** (2 Pt 1): 701-706.

16）Alcázar-Navarrete B, et al. Persistently elevated exhaled nitric oxide fraction is associated with increased risk of exacerbation in COPD. Eur Respir J 2018; **51**: 1701457.

17）Yamaji Y, et al. Detection of type2 biomarkers for response in COPD. J Breath Res 2020; **14**: 026007.

18）Matsunaga K, et al. Comorbid conditions in chronic obstructive pulmonary disease: potential therapeutic targets for unmet needs. J Clin Med 2020; **9**: 3078.

19）Omenaas E, et al. Total and specific serum IgE levels in adults: relationship to sex, age and environmental factors. Clin Exp Allergy 1994; **24**: 530-539.

20）Tamada T, et al. Biomarker-based detection of asthma-COPD overlap syndrome in COPD populations. Int J Chron Obstruct Pulmon Dis 2015; **10**: 2169-2176.

3・タイプ2炎症評価の意義と結果の解釈

4 びまん性肺疾患とその他の気道・肺疾患

A. 総論

ポイント

- 好酸球性肺炎では FeNO が他の間質性肺疾患との鑑別に有用な可能性が示されている.
- 好酸球性多発血管炎性肉芽腫症（EGPA），NSAIDs 過敏喘息（N-ERD），アレルギー性気管支肺アスペルギルス症/真菌症（ABPA/M）は喘息診療において難治性の場合や血中好酸球増多を認める場合には念頭に置くべき疾患である.
- ABPA/M では I 型アレルギーを反映する血清総 IgE や真菌特異的 IgE 抗体がその診断や治療効果の判定に有用である.
- FeNO の高値や血中好酸球増多が持続する喘息患者では，アレルギー性鼻炎や好酸球性副鼻腔炎の合併を考慮する.

喘息や COPD 以外の好酸球浸潤を伴う炎症性肺疾患およびアレルギー性鼻炎や好酸球性副鼻腔炎などにおいてもタイプ 2 炎症バイオマーカーの測定は有用である．主に診断および治療反応性の指標として用いられるが，エビデンスは小規模で横断的検討によるものが多い．現状におけるびまん性肺疾患とその他の気道・肺疾患における主なタイプ 2 炎症バイオマーカーを表 1 に示す[1].

表 1　各疾患におけるタイプ 2 炎症バイオマーカー発現の比較

	末梢血好酸球	IgE	FeNO	CANO	鼻腔 NO	尿中ロイコトリエン
特発性肺線維症（IPF）	N.A.	N.A.	↑ or ↓	↑	N.A.	N.A.
強皮症に伴う間質性肺疾患	N.A.	N.A.	↑ or ↓	↑	N.A.	N.A.
好酸球性肺炎	↑↑↑	N.A.	↑	↑↑	N.A.	N.A.
閉塞性細気管支炎症候群（BOS）	→ or ↑	N.A.	→ or ↑	N.A.	N.A.	N.A.
アレルギー性気管支肺真菌症（ABPM）	↑↑↑	↑↑	↑	N.A.	N.A.	N.A.
好酸球性多発血管性肉芽腫症（EGPA）	↑↑↑	→ or ↑	↑	N.A.	N.A.	↑↑
NSAIDs 過敏喘息（N-ERD）	↑	→ or ↑	↑	N.A.	N.A.	↑↑↑
アレルギー性鼻炎	→ or ↑	↑↑	→ or ↑	N.A.	↑	N.A.
好酸球性慢性副鼻腔炎（ECRS）	↑	↑	↑	N.A.	↑ or ↓	↑

FeNO：呼気一酸化窒素，CANO：呼気中 NO 肺胞成分

1. びまん性肺疾患

　びまん性の間質性肺疾患では主に特発性肺線維症（idiopathic pulmonary fibrosis：IPF）や全身性強皮症に伴う間質性肺疾患（systemic sclerosis with interstitial lung disease：SSc-ILD），好酸球性肺炎において呼気 NO 濃度（FeNO）および呼気中 NO 肺胞成分（alveolar concentration of NO：CᴀNO）に関する検討がある[2]．FeNO は好酸球性肺炎で増加するが，IPF や SSc-ILD では結果が一貫していない．CᴀNO は各間質性肺疾患で増加し，その疾患活動性を反映する可能性がある．好酸球性肺炎では IPF や過敏性肺臓炎などよりも FeNO や CᴀNO が高く，他のびまん性肺疾患との鑑別における有用性が示されている[3,4]．肺移植や骨髄移植などの移植医療に伴う移植片対宿主病（graft versus host diseases：GVHD）の一病型である閉塞性細気管支炎症候群（bronchiolitis obliterans syndrome：BOS）の病態にもタイプ2炎症の関与が示唆されている．血中好酸球やFeNO の上昇が BOS の発症や病態進行と関連する報告があり，移植後のモニタリング指標としての有用性が期待されている．

2. EGPA，N-ERD，ABPA/M

　アレルギー性気管支肺アスペルギルス症/真菌症（allergic bronchopulmonary aspergillosis/mycosis：ABPA/M）や好酸球性多発血管炎性肉芽腫症（eosinophilic granulomatosis with polyangiitis：EGPA），NSAIDs 過敏喘息（non-steroidal anti-inflammatory drugs-exacerbated respiratory disease：N-ERD）は喘息患者において難治性の場合や血中好酸球増多を認める場合には念頭に置く必要がある．各疾患で FeNO の増加が示され，ABPA/M では I 型アレルギーを反映する総 IgE や真菌特異的 IgE がその診断や治療効果の判定に有用である．EGPA では血中好酸球の著明な増加を特徴とし，診断基準に血清総 IgE とともに含まれる．N-ERD ではアラキドン酸代謝産物の炎症性メディエーターと抗炎症性メディエーターの不均衡を反映したシスティニルロイコトリエン（cysLT）が尿中で増加し，生物学的製剤などによる治療反応性を反映することが報告されている[5]．

3. アレルギー性鼻炎，花粉症，ECRS

　アレルギー性鼻炎や好酸球性慢性副鼻腔炎（eosinophilic chronic rhinosinusitis：ECRS）などのタイプ2炎症を伴う上気道疾患は，鼻腔呼気 NO の上昇だけではなく，下気道のタイプ2炎症の指標である FeNO にも影響を及ぼすことが知られている．鼻炎や副鼻腔炎の患者では喘息の有無にかかわらず，下気道に CD4$^+$リンパ球や好酸球などの炎症細胞浸潤が認められ，FeNO の上昇はこの気道炎症を鋭敏に反映していると考えられる[2]．

　喘息管理中に FeNO が高値で持続する場合にはアレルギー性鼻炎や ECRS の合併を疑うべきであり，逆に，上気道疾患患者で FeNO が上昇している場合には喘息などのタイプ2炎症を特徴とする下気道疾患の存在に注意を払う必要がある．なお，鼻腔呼気 NO は鼻閉が強い場合には鼻腔内の NO が排泄されず低値を示すため，常に上気道の炎症状態を反映するわけではない．血中好酸球数は上気道疾患においてもタイプ2炎症を伴う場合に上昇することが多く，ECRS ではその診断基準に含まれる[6]．また，鼻ポリープを伴う慢性副鼻腔炎では血中好酸球数が高値である症例において IL-5 に対する生物学的製剤の有効性が報告されており[7,8]，血中好酸球数が治療効果の予測指標となる可能性がある．

付記

1) 呼気中 NO 肺胞成分（alveolar concentration of NO：CANO）[2]

　呼気中 NO 肺胞成分（CANO）は複数の呼気流速（100 mL/秒，150 mL/秒，200 mL/秒など）のもとで測定された呼気 NO 値からモデル式を用いて算出される．主なモデルとして時間あたりに呼出される NO の量は末梢にやや広がりのある筒状を呈する気道由来の NO と，容量可変性のある末梢気道・肺胞領域由来の NO からなると仮定する two compartment model が提唱されている．最も代表的な算出モデルとして Tsoukuas らのモデルがあり（図 1）[9, 10]，単位時間あたりに呼出される NO 量（$\dot{q}$，nL/秒）は呼気 NO 値×呼気流速（$\dot{V}$，mL/秒）で示されるが，two compartment model に基づくと $\dot{q}$ は気道壁由来の NO（J'awNO，nL/秒）と肺胞領域で産生される NO 量の和である．J'awNO は呼気流速が 100 mL/秒以上の場合，その最大値である J'awNO で平衡に達する．また肺胞領域で単位時間あたりに産生される NO 量は CANO と $\dot{V}$ の積であるため，高い呼気流速のもとでは，

$$\dot{q} = J'awNO + CANO \times \dot{V}$$

の式が成り立つ．CANO は 100 mL/秒以上の複数の流速下で呼気 NO 値を測定し，$\dot{V}$ を X 軸に，$\dot{q}$ を Y 軸にとってプロットし，近似直線を求めれば算出できる．直線の傾きが CANO で，その切片が J'awNO に相当する．50 mL/秒の流速で測定した FeNO の 50%以上は中枢気道壁由来の NO を反映し，J'awNO と強い相関がある．

　その他，two compartment model には気道壁と気腔由来の NO の濃度勾配を加味した非線形回帰式を用いた Silkoff らのモデルなどが提唱されている．また，two compartment model はシンプルで理解しやすいが，末梢気道領域のトランペット構造や長軸方向の拡散である back diffusion が考慮されていない欠点があるため，トランペット型拡散モデルが提唱された（図 2）[11]．Weibel の第 14〜16 次気道以遠でのガス運搬は対流よりも拡散による運搬が優位になるため，気道壁由来の NO の一部は口側に向かわず，拡散により末梢気腔に運搬されうるため，two compartment model で求めた CANO には気道壁由来の NO が混入し，見かけ上高く算出されている可能性を考慮している．

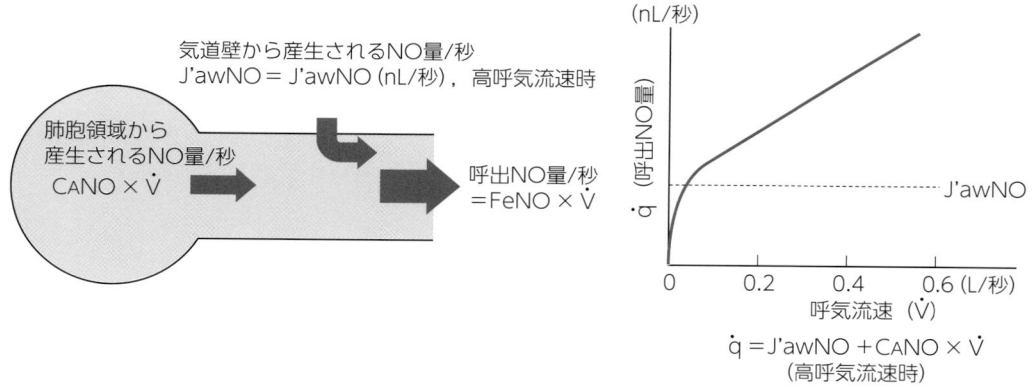

図 1　Two compartment model と CANO 算出法

　CANO：呼気中 NO 肺胞成分，FeNO：50 mL/秒の呼気流速で測定された呼気 NO 濃度，J'awNO：気道壁由来の NO
　（呼気一酸化窒素（NO）測定ハンドブック作成委員会，日本呼吸器学会肺生理専門委員会（編）．呼気一酸化窒素（NO）測定ハンドブック，日本呼吸器学会，メディカルレビュー社，2018: p.56. [2] より引用）

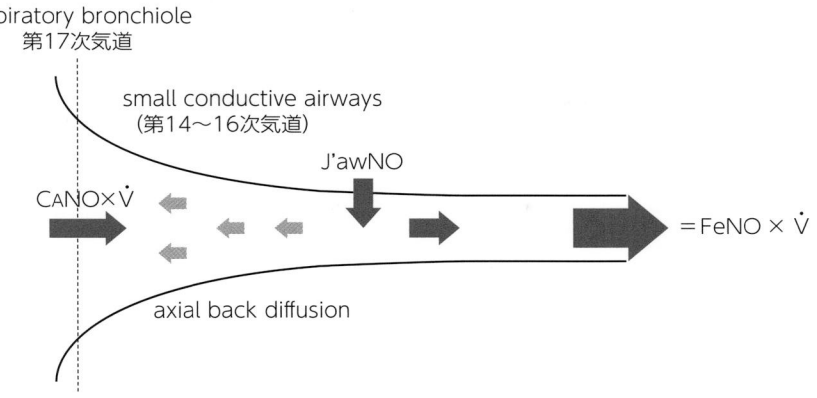

respiratory bronchiole
第17次気道

small conductive airways
（第14～16次気道）

J'awNO

CANO×V̇

axial back diffusion

＝FeNO × V̇

図2　トランペット型拡散モデル

CANO：FeNO 肺胞成分，FeNO：50 mL/秒の呼気流速で測定された呼気 NO 濃
度，J'awNO：気道壁由来の NO，q：呼出 NO 量，V：呼気流速
（呼気一酸化窒素（NO）測定ハンドブック作成委員会，日本呼吸器学会肺生理専門委
員会（編）．呼気一酸化窒素（NO）測定ハンドブック，日本呼吸器学会，メディカルレ
ビュー社，2018: p.56. [2] より引用）

　なお，据え置き型 NO 測定機器では抵抗を変えることで複数の呼気流速下で測定し，CANO を算出するこ
とができるが，携帯測定機器である NIOX VERO，NO breath では 50 mL/秒の呼気流速に限定されるため
CANO の算出はできない．

文献

1）Asano K, et al. Adult-onset eosinophilic airway diseases. Allergy 2020; **75**: 3087-3099.
2）呼気一酸化窒素（NO）測定ハンドブック作成委員会，日本呼吸器学会肺生理専門委員会（編）．呼気一酸化窒素（NO）測定ハンドブック，日本呼吸器学会，メディカルレビュー社，2018.
3）Furukawa K, et al. Increase of nitrosative stress in patients with eosinophilic pneumonia. Respir Res 2011; **12**: 81.
4）Oishi K, et al. Exhaled nitric oxide measurements in patients with acute-onset interstitial lung disease. J Breath Res 2017; **11**: 036001.
5）Hayashi H, et al. Omalizumab for aspirin hypersensitivity and leukotriene overproduction in aspirin-exacerbated respiratory disease: a randomized controlled trial. Am J Respir Crit Care Med 2020; **201**: 1488-1498.
6）藤枝重治ほか．好酸球性副鼻腔炎（JESREC Study）．アレルギー 2015; **64**: 38-45.
7）Bachert C, et al. Efficacy and safety of benralizumab in chronic rhinosinusitis with nasal polyps: a randomized, placebo-controlled trial. J Allergy Clin Immunol 2022; **149**: 1309-1317.e12.
8）Han JK, et al. Mepolizumab for chronic rhinosinusitis with nasal polyps (SYNAPSE): a randomised, double-blind, placebo-controlled, phase 3 trial. Lancet Respir Med 2021; **9**: 1141-1153.
9）Tsoukias NM, et al. A single-breath technique with variable flow rate to characterize nitric oxide exchange dynamics in the lungs. J Appl Physiol (1985) 2001; **91**: 477-487.
10）Silkoff PE, et al. Airway nitric oxide diffusion in asthma: role in pulmonary function and bronchial responsiveness. Am J Respir Crit Care Med 2000; **161** (4 Pt 1): 1218-1228.
11）Condorelli P, et al. A simple technique to characterize proximal and peripheral nitric oxide exchange using constant flow exhalations and an axial diffusion model. J Appl Physiol (1985) 2007; **102**: 417-425.

3・タイプ2炎症評価の意義と結果の解釈

B.　びまん性肺疾患

　びまん性肺疾患とは，両側肺野に病変が広がる様々な肺疾患の総称で，病因や病態は多岐にわたる．また，主に肺の間質を炎症や線維化病変の場とする疾患を間質性肺炎と呼び，間質性肺炎には膠原病に合併する間質性肺炎，過敏性肺臓炎，薬剤性肺炎，じん肺といった原因が明らかな二次性の間質性肺炎と，特発性肺線維症（idiopathic pulmonary fibrosis：IPF）をはじめとする原因不明の特発性間質性肺炎に分類される．

　びまん性肺疾患を対象としたタイプ2炎症バイオマーカーの研究には，IPF，強皮症に伴う間質性肺疾患，好酸球性肺炎，閉塞性細気管支炎症候群においてFeNOや呼気中NO肺胞成分（alveolar concentration of NO：CANO）と，診断，病勢モニタリング，予後との関連を検討した報告がある．

1.　特発性肺線維症（IPF）

　特発性肺線維症（idiopathic pulmonary fibrosis：IPF）の原因は不明であるが，種々の外的，あるいは内的刺激により肺胞上皮または基底膜が傷害され，その修復過程における線維芽細胞，筋線維芽細胞の増殖，細胞外基質の過剰産生により肺構造が破壊され，線維化が進行することにより機能障害が引き起こされる．IPFでは肺胞マクロファージなどの炎症細胞や肺胞上皮細胞において誘導型NO合成酵素（inducible nitric oxide synthase：iNOS）の発現増加が認められる．iNOS由来のNOは炎症の場で産生されたスーパーオキサイド（O_2^-）と反応し，より反応性の高い活性窒素種であるパーオキシナイト（$ONOO^-$）を生成するが，その生成を反映する3-ニトロチロシン（3-nitrotyrosine：3-NT）の発現がIPFでは増加しており，オキシダントによる組織障害の関与が報告されている．Salehらは肺移植や病理診断のための開胸肺生検で摘出されたIPF患者の肺を用いて，iNOS，血管内皮型NO合成酵素（endothelial nitric oxide synthase：eNOS），3-NTの発現を比較検討している[1]．対照となる健常者肺では，iNOS，eNOS，3-NTの発現がほとんど認められなかったのに対し，初期から中期のIPF肺では炎症細胞と肺胞上皮細胞で発現が増強していた．終末期のIPF肺ではいずれの発現も減弱していた．以上より，IPFでは活動性や病期に応じてNOおよび$ONOO^-$の産生が増加しており，IPFの細胞障害やリモデリングなどの病態に活性窒素種が関与している可能性が示されている．

　しかしながら，IPF患者におけるFeNOを検討した研究では，健常者と比較して高値であったという結果や低値であったという結果が混在しており，一定の見解は得られてない．一方，CANOに関しては健常者と比較してIPF患者では有意に高値になるという報告が多い[2〜5]．さらに，CANOの値は努力肺活量（forced vital capacity：FVC）や肺拡散能（diffusing capacity of lung for carbon monoxide：DLCO）と逆相関が認められたという複数の報告や[2,3,5]，6分間歩行距離や酸素飽和度の回復時間と相関を認めたという報告がある[5]．また，CANOが高値のIPF患者では，呼吸機能の悪化や死亡率が高いという報告もある[2,3,6]．これらのことから，IPFにおいてCANOが疾患進行のモニタリング指標として活用できる可能性があり，今後もさらなる研究が望まれる．

2. 全身性強皮症に伴う間質性肺疾患（SSc-ILD）

　全身性強皮症（systemic sclerosis：SSc）は皮膚や内臓諸臓器の線維化，循環障害，自己抗体産生などの免疫異常を併せ持つ膠原病である．間質性肺疾患は SSc 患者の約 60% に認め，SSc 関連死の 35% を占める重要な合併症である．全身性強皮症に伴う間質性肺疾患（systemic sclerosis with interstitial lung disease：SSc-ILD）の病因として NO が重要な役割を果たしていることが近年明らかになりつつある．SSc マウスモデルでは肺線維化の前段階で肺胞マクロファージにおける iNOS と 3-NT の発現が亢進していることが報告され[7]，NO が SSC-ILD の発症に重要な役割を果たしていることが示唆されている．

　これらの知見をもとに SSc-ILD 患者で FeNO に関する研究が行われたが，患者背景や肺高血圧症などの併存疾患の影響もあってか一貫した結果は得られていない．一方，SSc-ILD 患者における CANO については健常者や肺病変のない SSC 患者に比べて有意に高いことが複数の研究で報告されている[8, 9]．また，CANO は DLCO と逆相関するという報告や[8]，CANO が高値であった場合は将来の呼吸機能低下や死亡率と関連していたという結果も報告されている[10]．さらに，CANO 高値の SSc-ILD 患者ではシクロホスファミドへの治療反応性が良好だったことも報告されている[11]．以上より，CANO は SSc-ILD の重症度や予後予測，治療反応バイオマーカーとして有用である可能性が期待されている．

3. 好酸球性肺炎

　好酸球性肺炎の定義は，肺浸潤影をきたし気管支肺胞洗浄液や組織検査で肺への好酸球浸潤増加が証明されることであり，血中好酸球増加を伴う場合も伴わない場合もある．本項では，原因が明らかなものを除いた好酸球性肺疾患を狭義の好酸球性肺炎とし，発症形式により急性好酸球性肺炎と慢性好酸球性肺炎とに分類する．気管支肺胞洗浄液（bronchoalveolar lavage fluid：BALF）では炎症細胞の細胞分画で 25% から 40% 以上の好酸球増多を認めることが必要とされるが，実臨床では BALF 中での好酸球比率が少ない場合もしばしば経験し，その場合には肺生検による組織への好酸球浸潤の証明が診断に必要となる．また，発症早期に血中好酸球の上昇を認めない症例や呼吸不全のために気管支鏡検査による気道・肺局所の好酸球増加を証明することが困難な症例も存在する．そのため，気道や肺胞におけるタイプ 2 炎症を捕捉する FeNO や CANO が好酸球性肺炎の補助診断として有用かどうかについてこれまで複数の研究が行われてきた．

　大石らは，4 週間未満の経過でびまん性陰影を認めた急性発症の間質性肺疾患 40 例において FeNO を測定したところ，急性好酸球性肺炎群の FeNO 中央値は 48.1 ppb と他疾患（特発性器質化肺炎，サルコイドーシス，過敏性肺臓炎）よりも有意に高値であることを報告した[12]．また，好酸球性肺炎を特定するための FeNO のカットオフ値は 23.4 ppb（感度 94%，特異度 73%，AUC 0.90）であった．また，血中好酸球数低値の好酸球性肺炎でも他疾患と比較して FeNO は有意に高く，鑑別に有用であった（図 1）．FeNO は血中好酸球数にかかわらず急性発症間質性肺疾患のなかで好酸球性肺炎を鑑別する際の一助となりうる．

　古川らは，喘息の既往のない慢性好酸球性肺炎 13 例の FeNO は 35.0 ppb であり，健常者（17.8 ppb）や IPF 患者（20.8 ppb）と比較して有意に高値であったことを報告した（図 2）[13]．また，CANO に関しても，慢性好酸球性肺炎では 13.3 ppb と，IPF（5.3 ppb），健常者（4.5 ppb）に比べ有意に増加していた．また，FeNO と CANO は，BALF 中細胞の iNOS や 3-NT 陽性細胞数との間に強い正の相関があることも報告している．中治らも慢性好酸球性肺炎の肺組織において好酸球性顆粒蛋白質である major basic protein を貪食した肺胞マクロファージや好酸球が iNOS や 3-NT を発現する細胞であることを報告している[14]．また，CANO を評価できた症例では 10.1 ppb と健常者 22 例での平均値（3.7 ppb）に比べ高値であった．以上より，CANO は末梢気道・肺胞領域での好酸球性炎症を反映し，慢性好酸球性肺炎における窒素化ストレスの指標としての応用が

3・タイプ2炎症評価の意義と結果の解釈

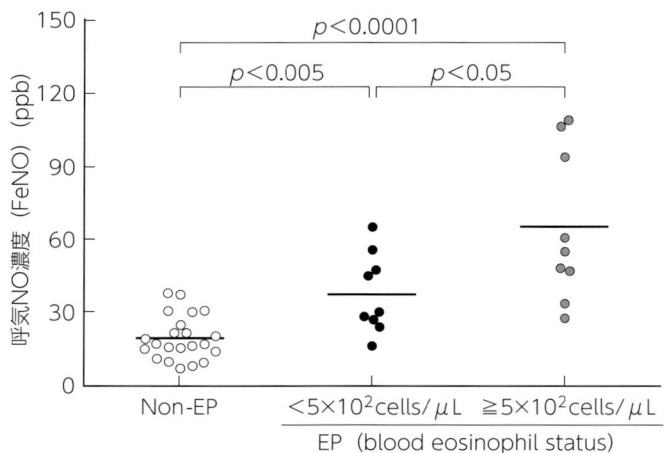

図1　急性好酸球性肺炎患者とその他の急性発症間質性肺疾患患者の
　　呼気 NO 濃度（FeNO）
　EP：好酸球性肺炎，Non-EP：非好酸球性肺炎
　（Oishi K, et al. J Breath Res 2017; 11: 036001. [12] より引用）

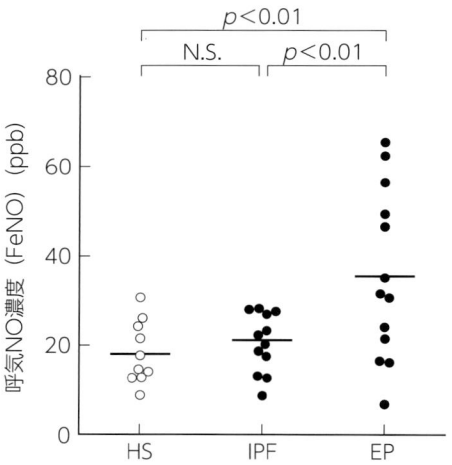

図2　健常者と IPF 患者，慢性好酸球性肺炎患者の呼気 NO 濃度（FeNO）
　HS：健常者，IPF：特発性肺線維症，EP：好酸球性肺炎
　（Furukawa K, et al. Respir Res 2011; 12: 81. [13] より引用）

期待されている．

4．閉塞性細気管支炎症候群（BOS）

閉塞性細気管支炎症候群（bronchiolitis obliterans syndrome：BOS）は，細気管支領域における包囲性狭窄や細気管支内腔の閉塞をきたす疾患であり，特発性や呼吸器感染症，膠原病，薬剤・食品といった様々な原因によって発症する．近年では，肺移植や骨髄移植などの移植医療に伴う移植片対宿主病（graft versus host diseases：GVHD）の一病型として BOS の発症が多く報告されている．診断に重要な組織診断が困難であるため，主に呼吸機能検査を中心とした診断基準が設けられている．

BOS 発症の詳細なメカニズムに関してはいまだ不明な点が多いが，BOS 患者の気管支上皮で iNOS の発現が亢進していることが報告されている[15]．また，BOS 患者の BALF で interleukin-13（IL-13）が上昇していることや，BOS のマウスモデルにおいて IL-13 と IL-13 受容体の発現が亢進しており IL-13 経路を阻害することで BOS 発症を抑制するという知見が得られている[16]．以上より，BOS の病態進行においてタイプ 2 サイトカインのひとつである IL-13 が中心的な役割を担っている可能性がある．

タイプ 2 炎症バイオマーカーが BOS の発症予測やモニタリングに有用であるという報告も複数存在する．肺移植後患者のコホート研究において，BOS の発症と FeNO との関連を検討したところ，FeNO 上昇は BOS の発症や進行リスクと関連することが報告されている[17]．別の研究では，経過中の 10 ppb 以上の FeNO の上昇が肺移植後の感染症や BOS の発症予測に有効であったことが報告されている[18]．同種造血幹細胞移植後の患者を対象とした研究では，BOS を発症した患者群において無発症の患者群と比べ CaNO が有意に高値（BOS 発症群 10.6 ppb，無発症群 5.5 ppb，$p<0.01$）であり，三次元 CT で解析した気道壁面積と CaNO との間に正の相関を認めたことが報告されている[19]．一方，BALF 中および血中好酸球に関する報告もあり，BALF 中および血中好酸球増多（BALF 中≧2％，血中≧8％）は，肺移植後患者における死亡率や慢性肺移植片機能不全（BOS および拘束性移植片症候群）の発症に関連していた[20,21]．以上より，移植後 GVHD による BOS 発症のメカニズムにはタイプ 2 炎症がかかわっている可能性があり，BOS を疑った場合の鑑別診断や移植後のモニタリング指標として血中好酸球や FeNO の有用性が期待されている．

文献

1) Saleh D, et al. Increased production of the potent oxidant peroxynitrite in the lungs of patients with idiopathic pulmonary fibrosis. Am J Respir Crit Care Med 1997; **155**: 1763-1769.

2) Cameli P, et al. Alveolar nitric oxide is related to periostin levels in idiopathic pulmonary fibrosis. Minerva Med 2020; **111**: 324-329.

3) Cameli P, et al. Alveolar concentration of nitric oxide as a prognostic biomarker in idiopathic pulmonary fibrosis. Nitric Oxide 2019; **89**: 41-45.

4) Cameli P, et al. Exhaled nitric oxide is not increased in pulmonary sarcoidosis. Sarcoidosis Vasc Diffuse Lung Dis 2016; **33**: 39-40.

5) Cameli P, et al. Exhaled nitric oxide in interstitial lung diseases. Respir Physiol Neurobiol 2014; **197**: 46-52.

6) Kotecha J, et al. Plasma vascular endothelial growth factor concentration and alveolar nitric oxide as potential predictors of disease progression and mortality in idiopathic pulmonary fibrosis. J Clin Med 2016; **5**: 80.

7) Hua-Huy T, et al. Increased exhaled nitric oxide precedes lung fibrosis in two murine models of systemic sclerosis. J Breath Res 2015; **9**: 036007.

8) Girgis RE, et al. Partitioning of alveolar and conducting airway nitric oxide in scleroderma lung disease. Am J Respir Crit Care Med 2002; **165**: 1587-1591.

9) Tiev KP, et al. Severity of scleroderma lung disease is related to alveolar concentration of nitric oxide. Eur Respir J 2007; **30**: 26-30.

10) Tiev KP, et al. Alveolar concentration of nitric oxide predicts pulmonary function deterioration in scleroderma. Thorax 2012; **67**: 157-163.

11) Tiev KP, et al. Exhaled NO predicts cyclophosphamide response in scleroderma-related lung disease. Nitric Oxide 2014; **40**: 17-21.

12）Oishi K, et al. Exhaled nitric oxide measurements in patients with acute-onset interstitial lung disease. J Breath Res 2017; **11**: 036001.

13）Furukawa K, et al. Increase of nitrosative stress in patients with eosinophilic pneumonia. Respir Res 2011; **12**: 81.

14）Nakaji H, et al. Eosinophils and macrophages are involved in nitrosative stress in chronic eosinophilic pneumonia. Nitric Oxide 2011; **24**: 173-175.

15）Gabbay E, et al. Post-lung transplant bronchiolitis obliterans syndrome (BOS) is characterized by increased exhaled nitric oxide levels and epithelial inducible nitric oxide synthase. Am J Respir Crit Care Med 2000; **162**: 2182-2187.

16）Keane MP, et al. IL-13 is pivotal in the fibro-obliterative process of bronchiolitis obliterans syndrome. J Immunol 2007; **178**: 511-519.

17）Neurohr C, et al. Usefulness of exhaled nitric oxide to guide risk stratification for bronchiolitis obliterans syndrome after lung transplantation. Am J Transplant 2011; **11**: 129-137.

18）Gashouta MA, et al. Serial monitoring of exhaled nitric oxide in lung transplant recipients. J Heart Lung Transplant 2015; **34**: 557-562.

19）Kajimura Y, et al. Significance of alveolar nitric oxide concentration in the airway of patients with organizing pneumonia after allogeneic hematopoietic stem cell transplantation. Ann Hematol 2022; **101**: 1803-1813.

20）Verleden SE, et al. Elevated bronchoalveolar lavage eosinophilia correlates with poor outcome after lung transplantation. Transplantation 2014; **97**: 83-89.

21）Kaes J, et al. Peripheral blood eosinophilia is associated with poor outcome post-lung transplantation. Cells 2020; **9**: 2516.

C. ABPA/M, EGPA, N-ERD

アレルギー性気管支肺アスペルギルス症/真菌症（allergic bronchopulmonary aspergillosis/mycosis：ABPA/M）や好酸球性多発血管炎性肉芽腫症（eosinophilic granulomatosis with polyangiitis：EGPA），NSAIDs 過敏喘息（non-steroidal anti-inflammatory drugs-exacerbated respiratory disease：N-ERD）は喘息診療において難治性の場合や血中好酸球増多を認める場合に念頭に置くべき重要な疾患である．これらの疾患の診療においても FeNO や血中好酸球，血清総 IgE/アレルゲン特異的 IgE を測定することは診断に有用であり，その治療効果の判定にも用いられる．

1. アレルギー性気管支肺アスペルギルス症/真菌症（ABPA/M）

アレルギー性気管支肺アスペルギルス症（allergic bronchopulmonary aspergillosis/mycosis：ABPA）は気管支炎，好酸球増多，気管支拡張，粘液栓，そして *Aspergillus fumigatus*（*A. fumigatus*）の存在を認める疾患として 1952 年に報告されたアレルギー性気道疾患である[1]．ABPA は，気道内で繁殖した糸状真菌に対する IgE による I 型，IgG による Ⅲ 型過敏反応によって生じる．原因真菌としては *A. fumigatus* 以外にも，*A. flavus*，*A. niger*，*Penicilium* や *Schizophyllum commune* などの糸状真菌が同様の病態を形成し，まとめてアレルギー性気管支肺真菌症（ABPM）と呼称される[2]．

ABPA は 50 歳以上で発症する場合が多く，重症喘息患者や囊胞性線維症（CF）患者に認められることが多い．喘息患者の 0.7～3.5％ に ABPA が存在することが報告されており[3]，低肺機能で高用量吸入ステロイド薬を使用している患者において，真菌に対する新規感作をきたしやすいことが指摘されている[4]．ABPM の原因真菌は，肺の深部まで到達してアレルギー反応を引き起こす．腐生した真菌と生体側の反応により好酸球を多く含む粘液栓が形成され，粘液栓によって気道壁が圧排されて中枢気管支が拡張し，真菌やその産生物の影響で肺末梢の病変が形成される．ABPA/M における I 型アレルギー反応は，IgE 感作と好酸球を中心としたタイプ 2 炎症で特徴づけられるが，FeNO に関するエビデンスは限られている．アレルギー性鼻炎患者では真菌に感作されていると FeNO が高値で喘息の合併が多く[5]，CF 患者では ABPA 合併の場合，FeNO が有意に上昇することが示されている[6]．しかし，重症喘息患者では真菌感作の有無で FeNO のレベルには差がなく，喘息患者における ABPA の診断マーカーとしての有用性は現時点でエビデンスに乏しい[7]．

他のタイプ 2 炎症バイオマーカーである血中好酸球数や血清総 IgE は ABPA/M で著明に増加することが知られており，ABPM 研究班により作成された新診断基準（表 1）にも含まれている[2]．一方で，血中好酸球数は変動が大きく，ステロイド薬などの治療薬の影響により低下し偽陰性を呈することもあり，過去の測定値を参照する必要がある場合も少なくない．血清総 IgE は ABPM の疾患活動性の評価に有用であり，25～50％ の低下が治療効果判定の目安とされる[8]．主な原因真菌である *A. fumigatus* に対する特異的 IgE 抗体の ABPA 診断における有用性が示され[9]，本邦においても Asp f1 が 2021 年 6 月に保険収載されたが[10]，他の真菌に関するエビデンスは十分ではない．

3・タイプ2炎症評価の意義と結果の解釈

表1　アレルギー性気管支肺真菌症（ABPM）の臨床診断基準

1) 喘息の既往あるいは喘息様症状あり
2) 末梢血好酸球数（ピーク時）≧ 500/mm^3
3) 血清総 IgE 値（ピーク時）≧ 417 IU/mL
4) 糸状菌に対する即時型皮膚反応あるいは特異的 IgE 陽性
5) 糸状菌に対する沈降抗体あるいは特異的 IgG 陽性
6) 喀痰・気管支洗浄液で糸状菌培養陽性
7) 粘液栓内の糸状菌染色陽性
8) CT で中枢性気管支拡張
9) 粘液栓喀出の既往あるいは CT・気管支鏡で中枢気管支内粘液栓あり
10) CT で粘液栓の濃度上昇（HAM）

6 項目以上を満たす場合に，ABPM と診断する.
・項目 4)，5)，6) は同じ属の糸状菌についての陽性の項目のみ合算できる（例：アスペルギルス・フミガータスに対する IgE と沈降抗体が陽性だが，培養ではペニシリウム属が検出された場合は 2 項目陽性と判定する）.
・項目 7) の粘液栓検体が得られず 5 項目を満たしている場合には，気管支鏡検査などで粘液栓を採取するように試みる. 困難な場合は「ABPM 疑い」と判定する.

（日本アレルギー学会／日本呼吸器学会（監修），「アレルギー性気管支肺真菌症」研究班（編）. アレルギー性気管支肺真菌症の診療の手引き，医学書院，2019.[2]より引用）

2. 好酸球性多発血管炎性肉芽腫症（EGPA）

好酸球性多発血管炎性肉芽腫症（eosinophilic granulomatosis with polyangiitis：EGPA）は，1951 年に Jacob Churg と Lotte Strauss により，喘息，心不全，糸球体腎炎，末梢神経炎を特徴とするアレルギー性肉芽腫性血管炎としてはじめて報告された[11]. EGPA は，血中好酸球が著明に増加し，非アトピー性好酸球性喘息，全身性血管炎を伴い，30 歳から 70 歳で発症する. 好酸球性の鼻副鼻腔炎，肺炎，気管支炎を合併することも多く，血清総 IgE 値は高値を示す一方でアレルゲン感作は少ない[12,13]. 主要な病理所見として，組織中の好酸球浸潤，フィブリノイド壊死性血管炎，および血管外の肉芽腫を認める. EGPA の病態では T 細胞が IL-4，IL-5，IL-13 を大量に産生することで好酸球性炎症を惹起し，活性化された B 細胞から IgE，IgG4 が産生される. また，近年では Th17 細胞および ILC2 の関与も示唆されている[14]. 好酸球の活性化因子である IL-5 に対する抗体製剤（メポリズマブ）が EGPA に対する治療薬として有効であることからも好酸球がその病態の中心的役割を果たすことが推察されている[15].

EGPA ではタイプ 2 炎症バイオマーカーである血中好酸球数の著明な上昇（≧1,500/μL）を認め，血清総 IgE 高値とともに本邦における EGPA の診断基準に含まれている（表2）[16]. また，血中好酸球数は EGPA 寛解後の再燃の病勢指標としても用いられる. FeNO に関しては EGPA における喘息のコントロール状況により差がなかったと報告されている[17]. しかし，活動期の EGPA 患者では血清中の IgG4 増加がその病勢を反映する可能性が示唆されており[18]，血清 IgG4 が上昇している喘息患者では FeNO が高値を示すことから[19]，FeNO が EGPA 患者の気道病変の活動性を反映する可能性がある. 実際，EGPA 患者の呼吸器症状スコアと FeNO には有意な相関が認められていることから[17]，治療中に FeNO の上昇が認められる場合は，血中好酸球などの全身性炎症マーカーが落ち着いていても，呼吸器症状の悪化に注意すべきである. その他に EGPA の病勢を反映する指標としては尿中ロイコトリエン E$_4$ がある. 尿中ロイコトリエン E$_4$ は喘息，特に NSAIDs 過敏喘息の指標とされるが，好酸球性炎症の有無によらず血管炎症候群全般で上昇することが報告されている[20].

表2　1998年の厚生省（現厚生労働省）によるアレルギー性肉芽腫性血管炎（現EGPA）の分類基準

1. 主要臨床所見
1) 気管支喘息あるいはアレルギー性鼻炎 2) 好酸球増加 3) 血管炎による症状： 　　発熱（38℃以上，2週間以上） 　　体重減少（6ヵ月以内に6kg以上） 　　多発性単神経炎 　　消化管出血 　　紫斑 　　多関節痛（炎） 　　筋肉痛（筋力低下）
2. 臨床経過の特徴
主要臨床所見の1），2）が先行し，3）が発症する．
3. 主要組織所見
1) 周囲組織に著明な好酸球浸潤を伴う細小血管の肉芽腫性またはフィブリノイド壊死性血管炎の存在 2) 血管外肉芽腫の存在
4. 診断のカテゴリー
1) 確実（Definite） (a) 1. の主要臨床所見のうち，1），2）および3）のそれぞれ1つ以上を示し3. の主要組織所見の1項目を満たす場合 (b) 1. の主要臨床所見の3項目を満たし，2. の臨床経過の特徴を示した場合 2) 疑い（Probable） (a) 1. の主要臨床所見の1項目および3. の主要組織所見の1項目を満たす場合 (b) 1. の主要臨床所見の3項目を満たすが，2. の臨床経過の特徴を示さない場合
5. 参考となる所見
1) 白血球増加（≧10,000/μL） 2) 血小板増加（≧400,000/μL） 3) 血清IgE増加（≧600U/mL） 4) MPO-ANCA陽性 5) リウマトイド因子陽性 6) 肺浸潤陰影

（厚生省特定疾患免疫疾患調査研究班難治性血管炎分科会．平成10年度研究報告書，1999.[16]　より引用）

3. NSAIDs過敏喘息（N-ERD）

　NSAIDs過敏喘息（nonsteroidal anti-inflammatory drug（NSAID）-exacerbated respiratory disease：N-ERD）は，中等症〜重症喘息，慢性好酸球性副鼻腔炎，cyclooxygenase（COX）-1（COX-1）阻害薬過敏を三徴とし，典型的には嗅覚の低下，鼻ポリープと気道症状で始まり，その数年内に，30〜40歳前後でNSAID過敏症を発症することが多い[21,22]．N-ERDは成人喘息患者の7.1%，重症喘息患者の14.9%を占めるとされ，タイプ2炎症バイオマーカーである血中好酸球の増加と血清総IgE高値を示す．これまでアトピー素因を伴わない場合が多いとされていたが，近年の報告では以前よりも高く，その頻度は30〜70%とばらつきがある[22]．N-ERDにおいては，アラキドン酸代謝産物の炎症性メディエーターと抗炎症性メディエーターの不均衡が存在する．NSAIDsによるCOX-1の阻害，およびCOX-2とプロスタグランジン（PG）E_2レセプターの一種であるEP2受容体の機能障害によりPGE$_2$産生が低下し，システィニルロイコトリエン（cysLT）およびPGD$_2$の産生が優位となる．cysLTは気管支収縮や血漿漏出，気道粘液分泌を引き起こし，また，気道粘膜のILC2や肥満細胞，好酸球を活性化することで，タイプ2気道炎症を惹起し，その病態の中心的な役割を果たす．cysLTの最終産物であるロイコトリエンE_4が尿中バイオマーカーとして有用であり[23]，ヒト化抗IgEモノクローナル抗体（オマリズマブ）投与により血中好酸球数とともに尿中ロイコトリエンが低下することが報告されている[24]．

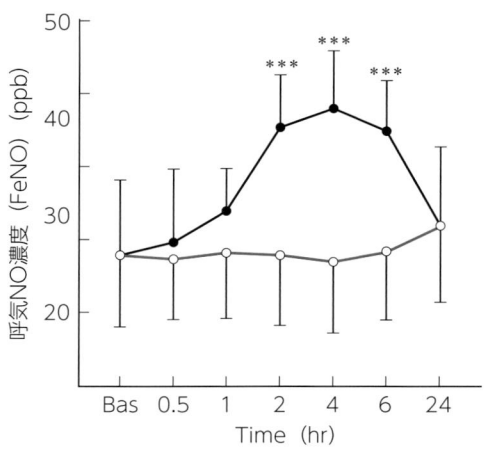

図1　NSAIDs 過敏喘息患者におけるアスピリン吸入曝
　　　露後の呼気 NO 濃度（FeNO）の推移
○：プラセボ吸入，●：アスピリン（lysine-aspirin）吸入
Bas：基準
＊＊＊ $p < 0.001$　基準値との比較
(Rolla G, et al. Allergy 2004; 59: 827-832. [25]) より作成)

　　FeNO は N-ERD では健常者に比べ増加するが，そのレベルは NSAIDs 過敏がない喘息患者と差がない．し
かし，N-ERD ではアスピリン吸入曝露後に喀痰中好酸球数と同時に FeNO が上昇するため補助診断マーカー
となる可能性がある（図1）[25]．血中好酸球数に関しては N-ERD では増加が認められるが，その程度は併存す
る副鼻腔炎の重症度と関連がある．副鼻腔炎における検討では NSAIDs 過敏の有無による血中好酸球数に差
異はなかった[26]．アトピー素因の合併頻度は 30〜70% とばらつきがある．血清総 IgE 値は様々であり，その
値は血中好酸球数とは異なり副鼻腔炎の重症度との関連は報告されてない[27]．

文献

1) Hinson KF, et al. Broncho-pulmonary aspergillosis; a review and a report of eight new cases. Thorax 1952; **7**: 317-333.
2) 日本アレルギー学会/日本呼吸器学会（監修），「アレルギー性気管支肺真菌症」研究班（編）．アレルギー性気管支肺真菌症の
診療の手引き，医学書院，2019.
3) Denning DW, et al. Global burden of allergic bronchopulmonary aspergillosis with asthma and its complication chronic
pulmonary aspergillosis in adults. Med Mycol 2013; **51**: 361-370.
4) Fraczek MG, et al. Corticosteroid treatment is associated with increased filamentous fungal burden in allergic fungal dis-
ease. J Allergy Clin Immunol 2018; **142**: 407-414.
5) Kołodziejczyk K, Bozek A. Clinical distinctness of allergic rhinitis in patients with allergy to molds. Biomed Res Int 2016;
2016: 3171594.
6) Keown K, et al. An investigation into biomarkers for the diagnosis of ABPA and aspergillus disease in cystic fibrosis. Pedi-
atr Pulmonol 2019; **54**: 1787-1793.
7) Masaki K, et al. Characteristics of severe asthma with fungal sensitization. Ann Allergy Asthma Immunol 2017; **119**: 253-
257.
8) Agarwal R, et al. Allergic bronchopulmonary aspergillosis: review of literature and proposal of new diagnostic and classifi-
cation criteria. Clin Exp Allergy 2013; **43**: 850-873.
9) Agarwal R, et al. Cut-off values of serum IgE (total and A. fumigatus-specific) and eosinophil count in differentiating aller-
gic bronchopulmonary aspergillosis from asthma. Mycoses 2014; **57**: 659-663.
10) Fukutomi Y, et al. Serological diagnosis of allergic bronchopulmonary mycosis: progress and challenges. Allergol Int 2016;
65: 30-36.
11) Churg J, Strauss L. Allergic granulomatosis, allergic angiitis, and periarteritis nodosa. Am J Pathol 1951; **27**: 277-301.
12) Cottin V, et al. Respiratory manifestations of eosinophilic granulomatosis with polyangiitis (Churg-Strauss). Eur Respir J
2016; **48**: 1429-1441.

13）Berti A, et al. Eosinophilic granulomatosis with polyangiitis: clinical predictors of long-term asthma severity. Chest 2020; **157**: 1086-1099.

14）Kotas ME, et al. A role for IL-33-activated ILC2s in eosinophilic vasculitis. JCI Insight 2021; **6**: e143366.

15）Wechsler ME, et al. Mepolizumab or placebo for eosinophilic granulomatosis with polyangiitis. N Engl J Med 2017; **376**: 1921-1932.

16）厚生省特定疾患免疫疾患調査研究班難治性血管炎分科会．平成 10 年度研究報告書，1999.

17）Latorre M, et al. Asthma control and airway inflammation in patients with eosinophilic granulomatosis with polyangiitis. J Allergy Clin Immunol Pract 2016; **4**: 512-519.

18）Vaglio A, et al. IgG4 immune response in Churg-Strauss syndrome. Ann Rheum Dis 2012; **71**: 390-393.

19）Flament T, et al. What are the characteristics of asthma patients with elevated serum IgG4 levels? Respir Med 2016; **112**: 39-44.

20）Higashi N, et al. Urinary eicosanoid and tyrosine derivative concentrations in patients with vasculitides. J Allergy Clin Immunol 2004; **114**: 1353-1358.

21）Samter M, Beers RF Jr. Intolerance to aspirin: clinical studies and consideration of its pathogenesis. Ann Intern Med 1968; **68**: 975-983.

22）Kowalski ML, et al. Diagnosis and management of NSAID-Exacerbated Respiratory Disease (N-ERD)-a EAACI position paper. Allergy 2019; **74**: 28-39.

23）Bochenek G, et al. Diagnostic Accuracy of urinary LTE4 measurement to predict aspirin-exacerbated respiratory disease in patients with asthma. J Allergy Clin Immunol Pract 2018; **6**: 528-535.

24）Hayashi H, et al. Omalizumab for aspirin hypersensitivity and leukotriene overproduction in aspirin-exacerbated respiratory disease: a randomized controlled trial. Am J Respir Crit Care Med 2020; **201**: 1488-1498.

25）Rolla G, et al. Effect of inhalation aspirin challenge on exhaled nitric oxide in patients with aspirin-inducible asthma. Allergy 2004; **59**: 827-832.

26）Fountain CR, et al. Characterization and treatment of patients with chronic rhinosinusitis and nasal polyps. Ann Allergy Asthma Immunol 2013; **111**: 337-341.

27）Poznanovic SA, Kingdom TT. Total IgE levels and peripheral eosinophilia: correlation with mucosal disease based on computed tomographic imaging of the paranasal sinus. Arch Otolaryngol Head Neck Surg 2007; **133**: 701-704.

3・タイプ2炎症評価の意義と結果の解釈

D.　アレルギー性鼻炎，花粉症，ECRS

　　アレルギー性鼻炎や好酸球性副鼻腔炎などの上気道疾患では獲得免疫と自然免疫が関与するタイプ2炎症がその主要な病態であり，喘息の合併疾患として重要である．上気道と下気道の疾患は互いの病態に影響し，その重症化やタイプ2炎症バイオマーカーの発現にも影響を及ぼすため[1]，バイオマーカーの動態を理解しながら解釈することが上気道と下気道の疾患を診療する際の合併疾患の評価や生物学的製剤の効果予測に有用である．

1.　アレルギー性鼻炎，花粉症

A.　アレルギー性鼻炎の病態および喘息合併の割合[2]

　　アレルギー性鼻炎は鼻粘膜のI型アレルギー疾患で，感作抗原の曝露直後に生じる発作性や反復性のくしゃみ，水様性鼻漏，鼻閉を三徴とする．また，遅発性には好酸球やリンパ球などの炎症細胞浸潤が鼻粘膜に認められ，重症化に寄与する．アレルギー性鼻炎は通年性と季節性に分けられ，前者の大半はヒョウヒダニが原因抗原であり，他には真菌，ペットの毛などがある．後者の多くは，花粉が原因抗原となるが，花粉は大別すると樹木と草木由来に分けられる．前者はスギ，ヒノキ，シラカバなど，後者はカモガヤ，ヨモギ，ブタクサなどがある．アレルギー性鼻炎は喘息発症の独立した危険因子であり，小児喘息では70%以上，成人喘息でも40%以上に合併が認められている．また，喘息増悪とも深く関連する．

B.　タイプ2炎症バイオマーカーとの関連

　　上気道由来の鼻腔呼気NOはアレルギー性鼻炎において健常者より高値で，喘息の合併でさらに上昇する．また，鼻炎治療で低下することが報告されている[3]．鼻腔呼気NOはアレルギー性鼻炎の上気道炎症を反映すると考えられるが，臨床応用にはいたってない[4]．FeNOは下気道におけるタイプ2炎症のバイオマーカーであり，標準測定法を遵守すれば鼻腔に存在する高濃度のNOが混入することはない．FeNOは鼻腔呼気NOと相関が認められず[3]，また，点鼻ステロイド薬の投与がFeNOに影響を与えないとの報告もある[5]．

　　一方，アレルギー性鼻炎患者では喘息合併の有無にかかわらず健常者に比べ，誘発喀痰中の好酸球数やFeNOが高く[6]，鼻閉を伴う上気道炎症が強い症例ではFeNOが上昇することが報告されている[3]．鼻炎が下気道炎症に影響を及ぼす機序としては，鼻閉による上気道のフィルター機能の低下，上気道から下気道への炎症物質の流入，神経反射，上気道で産生された炎症性メディエーターの全身循環を介した下気道への影響，などが推定されている[7]．実際，本邦における観察研究では，健常者と喘息患者のいずれにおいてもアレルギー性鼻炎が存在すればFeNOが有意に高値となることや（図1）[8]，鼻炎の重症度が高くなるのに従い，喘息患者のFeNOは上昇することが報告されている[9]．治療中の喘息患者においてFeNOが高値で持続する場合は鼻炎合併の可能性を疑い，鼻症状を有する症例には鼻炎に対する治療介入を考慮することが重要である[10]．また，FeNOはアレルギー性鼻炎患者における喘息発症リスクの予測因子となる可能性がある．ダニ感作がある鼻炎患者を1年間追跡調査した報告では，ベースラインのFeNO>28ppbが喘息発症の予測因子となることが示され[11]，FeNO>25ppbの鼻炎患者の追跡調査では，FeNO>50ppb以上で，喘息発症のリスクが有意に高くなることが報告されている[12]．

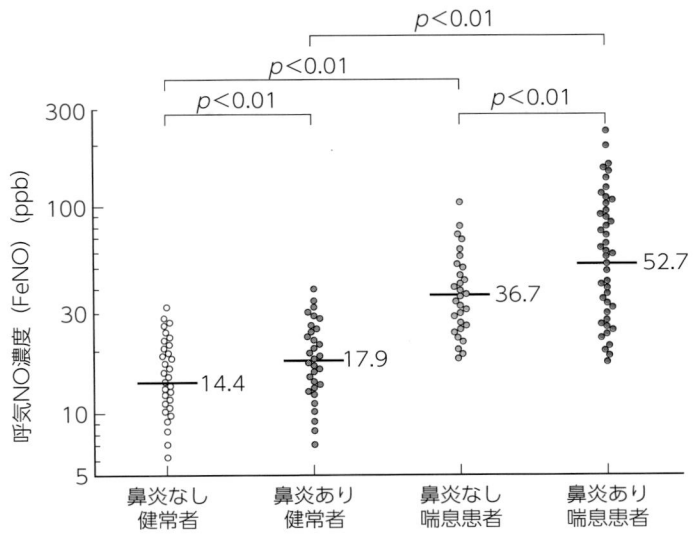

図1　アレルギー性鼻炎の有無により層別化した健常者と喘息患者の FeNO

(Matsunaga K, et al. Allergol Int 2011; 60: 331-337. [8]) より作成)

アレルギー性鼻炎では鼻汁中の好酸球数の増加が認められる．血中好酸球数はアレルギー性鼻炎では正常もしくは軽度の増加にとどまるが，重症例では増加する[13]．喘息合併例では血中好酸球が増加することが示されているが[14]，重症度との相関は鼻汁中の好酸球数のほうが強い[14]．また，鼻炎の重症度と血中および鼻汁中好酸球数の関連も報告されているが，アレルギー性鼻炎の活動性評価における好酸球測定の意義は確立していない．

近年，アレルギー性鼻炎に対しても抗IgE抗体（オマリズマブ）が保険適用となったが，血中総IgE値はその効果予測因子にはならないことが報告されている[15]．

2. 慢性副鼻腔炎，鼻ポリープ

A. 慢性副鼻腔炎の病態および難治性喘息との関連

慢性副鼻腔炎の有病率は一般人口の11〜15%を占め，鼻ポリープ合併の有無で大きく2つの病型に分けられる．鼻閉，鼻漏，嗅覚障害，顔面痛のうち2つ以上の症状を有し，鼻副鼻腔内視鏡にて膿性または粘稠な鼻汁や鼻ポリープを認めれば確定診断となる．慢性副鼻腔炎の80%が鼻ポリープを伴わない慢性副鼻腔炎（choronic rhinosinusitis without nasal polyp：CRSsNP）で，その病態は好中球優位の炎症が主体と考えられてきたが，CRSsNP でも半数がタイプ2免疫応答を有することが報告されている．一方，鼻ポリープを伴うCRS（chronic rhinosinusitis with nasal polyp：CRSwNP）では，鼻粘膜への好酸球や肥満細胞の浸潤がみられ，80%以上の症例がタイプ2炎症を示す[16]．CRSwNP は慢性副鼻腔炎の約20%を占め，血中や鼻ポリープ内で eosinophilic cationic protein（ECP）や IL-4, IL-5, IL-13 の発現がみられ，2型自然リンパ球（ILC2）の集簇も認めらていれる．さらに，内視鏡下鼻副鼻腔手術後もすぐに鼻ポリープが再発し，病理組織で好酸球浸潤を強く認める好酸球性慢性副鼻腔炎（eosinophilic chronic rhinosinusitis：ECRS）と呼ばれる難治性の副鼻腔炎が存在する[16]．

3・タイプ2炎症評価の意義と結果の解釈

慢性副鼻腔炎は喘息の難治化因子として重要で，未治療の喘息患者の 50～70％に副鼻腔画像上で何らかの異常所見を認める．一般的な副鼻腔炎でみられる膿性鼻汁は好中球性であるが，好酸球が主体の ECRS 患者では喘息や NSAIDs 過敏症の合併が多く，特に難治性の喘息で併発することが多い．したがって喘息患者に慢性副鼻腔炎の合併を認めた場合は，ECRS の可能性を考慮することが重要である．膿性鼻汁が好中球性か好酸球性かを判別し，JESREC（Japanese Epidemiological Survey of Refractory Eosinophilic Chronic Rhinosinusitis Study）スコアで 11 点以上，鼻茸・副鼻腔組織中に 400 倍視野で 70 個以上の好酸球浸潤を認めた場合に ECRS の確定診断となり，重症度を分類する[17]．主な臨床症状は嗅覚障害であるが，これは嗅裂が鼻ポリープで完全に閉鎖するためと考えられる．また，好酸球浸潤が中耳にまで波及した場合には好酸球性中耳炎を併発することもある．

B. タイプ 2 炎症バイオマーカーとの関連

慢性副鼻腔炎においてもアレルギー性鼻炎と同様に上気道と下気道の炎症の間には強い関連が示されている（図 2）．副鼻腔炎，特に ECRS では鼻腔呼気 NO が上昇する場合と鼻茸の充満により低下する場合がある．手術後には副鼻腔が広く開放され鼻腔呼気 NO が上昇することがある[18, 19]．慢性副鼻腔炎の存在は FeNO 高値の独立した規定因子であるが，鼻ポリープ合併例では非合併例よりさらに上昇することが報告されている[20]．また，CRSwNP の 20～60％に喘息の合併が認められるが[20]，鼻ポリープを合併する喘息では非合併例より FeNO が高値であり[21]，そのなかには喘息のコントロールが良好でも FeNO が高値を示す症例も含まれる[22]．このような鼻ポリープ合併喘息における FeNO の上昇は手術によるポリープ除去により低下することが報告されている[23, 24]．喘息患者において FeNO が高値で持続する場合は CRSwNP，特に ECRS の合併を疑うべきであり，副鼻腔炎患者で FeNO の上昇を認める場合には喘息の合併に注意する必要がある．

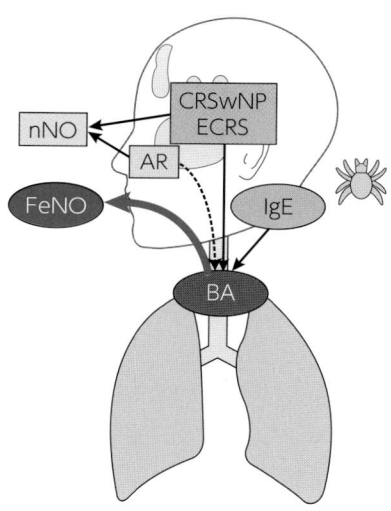

図 2　上気道疾患が呼気 NO 濃度（FeNO）に与える影響

アレルギー性鼻炎（AR）における上気道炎症は主に鼻腔呼気 NO（nNO）を増加させ，特に重症例では下気道炎症に影響を及ぼし，喘息（BA）合併の際の FeNO を増加させる．ポリープ合併慢性副鼻腔炎（CRSwNP）や好酸球性副鼻腔炎（ECRS）は喘息の重症化に関連し，下気道炎症にも影響を与え，FeNO を増加させる．なお，CRSwNP や ECRS では鼻ポリープにより副鼻腔が充満することで NO の呼出が妨げられ，nNO が低下する場合がある．
AR：アレルギー性鼻炎，BA：気管支喘息，CRSwNP：ポリープ合併慢性副鼻腔炎，ECRS：好酸球性副鼻腔炎，nNO：鼻腔呼気 NO，FeNO：呼気 NO

血中好酸球数は慢性副鼻腔炎においてもタイプ2炎症を伴う場合に上昇することが多い．ECRSでは診断基準に血中好酸球増多が含まれており，血中好酸球が5％以上あればECRS合併を考慮する目安となる[17]．また，CRSwNP合併喘息例ではCT画像上の副鼻腔炎の範囲や鼻粘膜組織への好酸球浸潤の程度と血中好酸球数が相関し[25]，ロイコトリエン受容体拮抗薬[26]や外科治療により血中好酸球数が低下することが報告されている[23, 24]．

近年，IL-5やIL-4/IL-13を標的とした生物学的製剤のCRSwNPに対する有効性が臨床試験で報告されている[27, 28]．これらの試験では喘息合併例を含めて解析が行われているが，鼻ポリープの縮小効果は，喘息合併例や血中好酸球数の高値症例でより顕著であることが報告されている[27]．血中好酸球数はCRSwNP，特にECRSの病勢を反映し，ECRSではその診断基準に含まれることから，喘息におけるECRS合併を示唆する有用なマーカーと考えられる．また，生物学的製剤の効果予測因子となることが期待されている．

文献

1) Tiotiu A, et al. Manifesto on united airways diseases (UAD): an Interasma (global asthma association- GAA) document. J Asthma 2022; **59**: 639-654.

2) 日本アレルギー学会．アレルギー総合ガイドライン 2019，協和企画，2019: p.196-200.

3) Duong-Quy S, et al. Study of nasal exhaled nitric oxide levels in diagnosis of allergic rhinitis in subjects with and without asthma. J Asthma Allergy 2017; **10**: 75-82.

4) Kuo CR, et al. Does unified allergic airway disease impact on lung function and type 2 biomarkers? Allergy Asthma Clin Immunol 2019; **15**: 75.

5) Kalpaklioglu AF, Kalkan IK. Comparison of orally exhaled nitric oxide in allergic versus nonallergic rhinitis. Am J Rhinol Allergy 2012; **26**: e50-e54.

6) Zhu Z, et al. FeNO for detecting lower airway involvement in patients with allergic rhinitis. Exp Ther Med 2016; **12**: 2336-2340.

7) Krantz C, et al. Cross-sectional study on exhaled nitric oxide in relation to upper airway inflammatory disorders with regard to asthma and perennial sensitization. Clin Exp Allergy 2022; **52**: 297-311.

8) Matsunaga K, et al. Exhaled nitric oxide cutoff values for asthma diagnosis according to rhinitis and smoking status in Japanese subjects. Allergol Int 2011; **60**: 331-337.

9) Oka A, et al. Ongoing allergic rhinitis impairs asthma control by enhancing the lower airway inflammation. J Allergy Clin Immunol Pract 2014; **2**: 172-178.

10) Oka A, et al. Determinants of incomplete asthma control in patients with allergic rhinitis and asthma. J Allergy Clin Immunol Pract 2016; **5**: 160-164.

11) Muntean IA, et al. Could FeNO predict asthma in patients with house dust mites allergic rhinitis? Medicina (Kaunas) 2020; **56**: 235.

12) Ciprandi G, et al. Fractional exhaled nitric oxide: a potential biomarker in allergic rhinitis? Int Arch Allergy Immunol 2017; **172**: 99-105.

13) Chen Y, et al. Elevated levels of activated and pathogenic eosinophils characterize moderate-severe house dust mite allergic rhinitis. J Immunol Res 2020; **2020**: 8085615. doi: 10.1155/2020/8085615.

14) Prabakaran DJ. Correlation between blood eosinophil count and nasal smear eosinophils with severity of clinical score in allergic rhinitis patients- A cross sectional study. J Med Sci Clin Res 2018; **6**: 1134-1137.

15) Ma T, et al. Effectiveness and response predictors of omalizumab in treating patients with seasonal allergic rhinitis: a real-world study. J Asthma Allergy 2021; **14**: 59-66.

16) Fujieda S, et al. Eosinophilic chronic rhinosinusitis. Allergol Int 2019; **68**: 403-412.

17) 藤枝重治ほか．好酸球性副鼻腔炎（JESREC Study）．アレルギー 2015; **64**: 38-45.

18) 竹野幸夫ほか．一酸化窒素（NO）と副鼻腔炎病態．耳鼻免疫アレルギー 2013; **31**: 225-229.

19) 竹本浩太ほか．一酸化窒素（NO）の産生・代謝機構からみた鼻副鼻腔炎症．耳鼻免疫アレルギー 2019; **37**: 233-239.

20) Guida G, et al. Determinants of exhaled nitric oxide in chronic rhinosinusitis. Chest 2010; **137**: 658-664.

21) Laidlaw TM, et al. Chronic rhinosinusitis with nasal polyps and asthma. J Allergy Clin Immunol Pract 2021; **9**: 1133-1141.

22) Chan R, Lipworth B. Impact of nasal polyps on endotype and phenotype in patients with moderate to severe asthma. Ann Allergy Asthma Immunol 2021; **127**: 548-552.

23) Hamada K, et al. Impact of sinus surgery on type 2 airway and systemic inflammation in asthma. J Asthma 2021; **58**: 750-758.

24) Galli J, et al. Exhaled nitric oxide measurement in patients affected by nasal polyposis. Otolaryngol Head Neck Surg 2012; **147**: 351-356.

25) Lou H, et al. Highlights of eosinophilic chronic rhinosinusitis with nasal polyps in definition, prognosis, and advancement. Int Forum Allergy Rhinol 2018; **8**: 1218-1225.

3・タイプ2炎症評価の意義と結果の解釈

26） Schaper C, et al. Anti-inflammatory properties of montelukast, a leukotriene receptor antagonist in patients with asthma and nasal polyposis. J Investig Allergol Clin Immunol 2011; **21**: 51-58.

27） Han JK, et al. Mepolizumab for chronic rhinosinusitis with nasal polyps (SYNAPSE): a randomised, double-blind, placebo-controlled, phase 3 trial. Lancet Respir Med 2021; **9**: 1141-1153.

28） Bachert C, et al. Efficacy and safety of dupilumab in patients with severe chronic rhinosinusitis with nasal polyps (LIBERTY NP SINUS-24 and LIBERTY NP SINUS-52): results from two multicentre, randomised, double-blind, placebo-controlled, parallel-group phase 3 trials. Lancet 2019; **394**: 1638-1650.

索引

タイプ 2 炎症バイオマーカーの手引き

2023 年 4 月 20 日　発行	編集者　タイプ 2 炎症バイオマーカーの 　　　　手引き作成委員会， 　　　　日本呼吸器学会肺生理専門委員会 発行者　小立健太 発行所　株式会社 南 江 堂 ☎113-8410 東京都文京区本郷三丁目 42 番 6 号 ☎ (出版) 03-3811-7236　(営業) 03-3811-7239 ホームページ https://www.nankodo.co.jp/ 　　　　　　　　　　　　印刷・製本 日経印刷 　　　　　　　　　　　　装丁 渡邊真介

Guidance for Type 2 Inflammatory Biomarkers
© The Japanese Respiratory Society, 2023